Falko Hennig · Der Eisbär in der Anatomie

Falko Hennig

Der Eisbär in der Anatomie

*Geschichten
aus 300 Jahren
Charité*

Eulenspiegel

Für Anna

Inhalt

Vorbemerkung

1710 wurde vor dem Spandauer Tor von Berlin ein Pesthaus errichtet, doch die Pest kam niemals an. Das war nur die erste Fehlleistung in der 300-jährigen Geschichte der Charité.

Der erste Anatom Christian Maximilian Spener sezierte vor Schaulustigen nicht nur menschliche Leichen, sondern auch einen Eisbären und einen Hirsch. Die Körperspenden erfolgten nicht freiwillig, es waren Hingerichtete. Doch die Toten rächten sich, bei einer Sektion infizierte sich Spener und starb mit gerade einmal 36 Jahren.

Bald mehrten sich die Klagen über die »Entvölkerungsanstalt«. Die Charité war ständig überbelegt und der Umgangston rau. Beschwerden »über die Suppen von altem Fett, über das harte Fleisch und über die alte, mit Salz durchgeknetete Butter«, den felsenharten Käse und das saure Bier führten zu keiner Besserung.

Das Spektrum der Diagnosen war begrenzt: Brustkrankheit, Fußkrankheit, Fieber, Krätze, Geistes-, Geschlechts- oder Doppelkrankheit. Ähnlich die Möglichkeiten der Therapie, die sich auf chirurgische Versorgung äußerer Schäden und eine Besserung des »Säftegleichgewichts« beschränkten.

Der Gründer der Hautklinik, Friederich von Bärensprung, erkrankte an Syphilis, infizierte gesunde Patientinnen mit der tödlichen Geschlechtskrankheit und lehnte erfolgreiche Therapien ab. Als Virchow ihn darauf ansprach, sagte er, dass er diese Mittel nicht brauche, weil seine Patienten keine Rückfälle erlitten. Virchow entgegnete, diese Rückfälle gebe es durchaus: »Nur landen sie auf meinem Seziertisch.«

Die Charité blieb bis weit ins 19. Jahrhundert ein Armenkrankenhaus. Wohlhabende, die es sich leisten konnten, ließen sich zu Hause behandeln. In der Charité lagen Soldaten, Mittellose, ledige Schwangere und Prostituierte, die nichts bezahlen, aber ihre Kur meist abarbeiten mussten. Schäl- und Putzarbeiten waren lange Zeit üblich. Bis ins frühe 19. Jahrhundert leisteten vor allem ehemalige Patientinnen Arbeitsdienste in Küche und Wäscherei – einem Augenzeugen nach »die liederlichsten Personen, die gewöhnlich zuvor krätzig oder venerisch waren«.

1893 kam es zu einem Streik, die SPD rief zum Boykott der Charité auf. Raumnot und Bettenmangel, fehlende Versorgung und ungeeignete Verpflegung machten die Charité eher zu einem Ort des Sterbens als der Gesundheit.

Auch die Zeit des Nationalsozialismus ist kein Ruhmesblatt in der Geschichte der Klinik. Nicht wenige der Mediziner liefen mit fliegenden Fahnen zu den Nazis über.

In der DDR war die Charité eine Vorzeigeklinik, aber hoher medizinischer Standard und unsinnige Prestigeprojekte sind die zwei Seiten dieser Medaille.

Die Charité ist heute das größte Klinik-Monopol mit bedenklichen Auswirkungen auf die Qualität der medizinischen Versorgung und Forschung in Berlin. Es herrscht längst eine Drei-Klassen-Medizin für Privatpatienten, für solche in guten und schlechten Kassen. Für einen Skandal sorgte ein dubioses Forschungsprojekt, das ein von den Pharma-Konzernen bezahlter Charité-Arzt verfolgte. Auch der jüngst durch die Presse gehende »Fall Rosa Luxemburg« muss als wissenschaftlich nicht haltbarer, dafür aber spektakulärer Auftritt gesehen werden – hat in der Tat die Leiche der Revolutionärin fast 100 Jahre ungestört in der Charité gelegen, oder ist ein Institutschef mit einer fragwürdigen Hypothese ohne Beweise an die Öffentlichkeit getreten?

Die Charité feiert ihr 300-jähriges Jubiläum. Ein ganzes Festjahr – von Oktober 2009 bis Oktober 2010 – findet statt. Wenn bei den Festreden hervorgehoben wird, dass das Klinikum »zur Weltelite in Forschung, Lehre, Krankenversorgung und medizinischem Fortschritt« gehörte und gehört, so sollen hier einige der fast vergessenen Geschichten über Irrwege und Fehlleistungen in der Geschichte der Charité erzählt werden. Das Material fand ich in so unterschiedlichen Quellen wie Briefen, Zeitungsartikeln, Flugblättern, Zeugenaussagen, medizinischen, historischen, biografischen Arbeiten, Protokollen von Experimenten und Prozessen sowie forensischen Gutachten.

Falko Hennig

Ein Haus für die Pest

Anfang des 18. Jahrhunderts wütete die Pest in Europa und rückte von Osten und Norden bedrohlich auf das junge Königreich Preußen zu. Der Schwarze Tod hatte in Polen und Schweden bereits Zehntausende dahingerafft. Im Frühjahr 1708 erreichte die schreckliche Seuche die östliche Grenze Preußens. Schuld wurde den Juden zugeschrieben, weshalb ihnen der Grenzübertritt verwehrt wurde. Die Todesstrafe drohte jedem, der »einen fremden Juden aufnehmen und herbergieren« würde. Diese Maßnahmen hielten die Seuche natürlich nicht auf.

»Nachdem die Pest in Pohlen weiter um sich greiffet«, befahl Friedrich I. am 12. Dezember 1708 alle »Viehe, Meublen, Betten, Kleider, Wolle, Federn, Rauch-Waaren oder sonsten etwas« aus den Pestgebieten zu verbrennen und den Verkehr weitgehend zu unterbinden. Im Kampf gegen Schleichwege wurden Brücken angezündet und Fährverbindungen blockiert. Wer die Verbote missachtete und trotzdem reiste, wurde gehängt.

Niemand wusste, wie man sich schützen konnte; der Übertragungsweg durch den Biss des Rattenflohs war unbekannt. König Friedrich I. ernannte 1709 nicht etwa einen Arzt, sondern den Berliner Henker zu seinem Hof- und Leibmedicus, denn der hatte durch Foltern und Vierteilen gründlichere Kenntnisse über den menschlichen Körper als studierte Ärzte. Für Mediziner war es undenkbar, sich mit so niedrigen Tätigkeiten, wie es Operationen waren, zu befassen. So etwas war Aufgabe von Barbieren oder eben Scharfrichtern. Während der Leibarzt des Königs das frische Blut von Geköpften als Medizin gegen epileptische Anfälle verkaufte, war das Schicksal der Pestkranken besiegelt.

Die Infizierten bekamen nach einigen Stunden, spätestens nach einigen Tagen Fieber, Kopf- und Gliederschmerzen, waren benommen und fühlten sich sehr krank, bald folgten Bewusstseinsstörungen. Am Hals, in den Achselhöhlen und in den Leisten bildeten sich Geschwüre, stark geschwollene, sehr schmerzhafte Beulen von bis zu zehn Zentimetern Durchmesser, die durch innere Blutungen der Lymphknoten blauschwarz gefärbt waren. Platzten die Pestbeulen nach innen, verteilten sich die Erreger mit dem Blutstrom im gesamten Körper, und die Pestkranken starben nach großflächigen Haut- und Organblutungen an Blutvergiftung.

In Ostpreußen kamen auf diese schreckliche Weise 235 000 Menschen um, ein Drittel der Bevölkerung. Die Landstriche waren so entvölkert, dass die Ernte nicht mehr eingebracht werden konnte und die Felder brach lagen. Bei einer Reise dorthin sah der König die verlassenen Dörfer und Bauernhöfe und die verwesenden Leichen am Straßenrand. Nicht auszudenken waren die Auswirkungen auf die Residenzstadt mit ihren 57 000 Einwohnern. Deshalb unterband Friedrich I. Handel und Verkehr mit den infizierten Gegenden. Auch hatten die preußischen Behörden für den Ernstfall Lebensmittelvorräte anzulegen.

Ab dem 5. August 1709 wurde an den Berliner Stadttoren verschärft kontrolliert, und ohne Gesundheitsattest durfte niemand die Stadt betreten. Doch musste der König höchst verärgert mahnen, seine Anordnungen zu befolgen. Insbesondere die Gastwirte hielten sich nicht an seine Weisungen.

Königsberg, wo sich Kurfürst Friedrich acht Jahre zuvor zum »König in Preußen« gekrönt hatte, wurde von der Miliz seit November 1709 abgeriegelt. Dort starben pro Tag so viele Menschen, dass es kein Holz mehr für Särge gab. Die Leichenträger sammelten die Toten ein, die in Massengräbern verscharrt wurden.

Seine Majestät hoffte, die Kälte werde die Krankheit vertreiben, erließ aber gleichzeitig ein umfangreiches »Pest-Reglement«. Die Regierung war sich über die Ursachen der Krankheit sicher: Zweifellos war die Pest die gerechte Strafe für begangene Sünden wie Völlerei und Unzucht. Man könne sich »die Pest als eine göttliche Ruthe vorstellen«, mit der die verschiedensten Laster ihre Vergeltung fänden. Um den göttlichen Zorn zu lindern, wurden »Zusammenkünffte in den Zechen, Schencken, Wein-Bier- und Zunft-Häusern, Spielen, Music, Tantzen und Sauffen« verboten, und die Feiertage sollten streng eingehalten werden.

Einen Vorgeschmack auf das, was Berlin drohte, waren die Plünderungen von »Zigeunern« und »Landstreichern« in Ostpreußen, die unbarmherzig verfolgt werden sollten: »So ist allerhöchstgedachter Sr. Königl. Majestät eigentlicher Wille, daß bey verspührter Wiedersetzlichkeit, auf dieses Herrenlose und liederliche Gesindel sofort Feuer gegeben werden solle.«

Zwar warnt das »Pest-Reglement« vor »Quacksalbern, Betrügern und Pfuschern« und ihren wirkungslosen Mittelchen, Tränken und Talismanen wie zum Beispiel Amuletten mit Arsen. Doch was die besten Ärzte Preußens stattdessen empfahlen, war nicht viel besser. Quecksilber in einer ausgehöhlten Haselnuss sollte am Körper getragen werden, wenn die Haselnuss zersprang, wäre das ein Indiz dafür, dass die Infektion dorthin abgelenkt worden sei. Weitere Empfehlungen gegen die Pest waren gutes Bier, Butterschnitten, Lorbeer und Knoblauch sowie Brei aus Holunder, Wacholder oder Flieder.

Die einzige wirklich sinnvolle Maßnahme gegen die Pest war die Isolation der Kranken. Im Frühjahr 1710 wurde zwischen Wiesen und Gärten anderthalb Kilometer vor dem »Spandowschen Tor«, das sich ziemlich genau an der heutigen S-Bahn-Station Hackescher Markt befand, ein »Lazareth« erbaut, das als Quarantäne-Station dienen sollte. Es entstand ein zweigeschossiger Fachwerkbau mit vier Flügeln, die den Innenhof umschlossen. Das Pestlazarett hatte 400 Betten für die Todkranken. Nach außen war das Gebäude durch Kanäle abgegrenzt. Um die Kranken zu isolieren gab es außer eigenem Personal auch eine Apotheke, Brennholz- und Lebensmittelvorräte, eigene Stallungen und eine Brauerei. Viele Fenster und Frischluft-

klappen sollten die giftigen Ausdünstungen der Pestkranken abziehen lassen, der Abstand zwischen den
Krankenbetten war vorgeschrieben, damit die Patienten bequem ver- und die Toten entsorgt werden konnten. Für Überlebende war eine zusätzliche Quarantäne-
abteilung eingerichtet, in der sie bis zum Abklingen
aller Krankheitszeichen verbleiben sollten.

Im August 1710 trafen neue Schreckensnachrichten
ein: Die Pest hatte die Uckermark und ihre Hauptstadt Prenzlau erreicht und stand damit direkt vor der
Haustür. Hastig wurden in schneller Folge immer
neue Verordnungen zum Schutz vor der Krankheit
erlassen und von den Kanzeln verlesen, eine sinnlo-
ser als die andere. Wer sich beispielsweise beim Über-
klettern der Berliner Stadtmauer erwischen ließ,
wurde sofort erschossen.

Doch die Pest verschonte die preußische Hauptstadt.
Woanders hatten die Menschen weniger Glück. Vom
Baltikum griff die tödliche Infektionskrankheit auf
Stockholm über, Kopenhagen, Schleswig-Holstein
und Hamburg wurden verseucht, Polen blieb es bis
1713, Österreich bis 1716. Die Pest wütete außerdem
in Siebenbürgen, im Osmanischen Reich, in Syrien
und in Südfrankreich. Erst 1722 verebbte die letzte
große Pestwelle in Europa.

Nun hatte Berlin vor dem Spandower Tor mit dem
Pesthaus eine leerstehende, sinn- und zwecklose Einrichtung. Das »Lazareth« diente zunächst als Arbeits-
haus für Bettler und »gefallene« schwangere Frauen,
also Prostituierte, sowie als Heim für arme Kinder.

Seit 1713 regierte ein neuer Monarch in Preußen, der Soldatenkönig Friedrich Wilhelm I. mit seiner Riesenarmee. Da in den Schlachten mehr Soldaten an schlechter medizinischer Behandlung starben als durch den Gegner, ließ sich der Soldatenkönig von seinem Amtschirurgus Christian Habermaass und seinem Generalchirugus Ernst Konrad von Holtzendorff überzeugen, das Pesthaus zu einer »Heil- und Lehranstalt« und zu einem Militärlazarett mit Ausbildungsstätte auszubauen. An drei Seiten des Hauptgebäudes wurde noch ein drittes Geschoss aufgesetzt. Unten lebten alte und gebrechliche Leute, die sogenannten Hospitaliten, im zweiten und dritten Stockwerk befanden sich das eigentliche Charité-Krankenhaus mit getrennten Räumen für Männer und Frauen mit innerlichen oder äußerlichen Leiden, eine Abteilung für ansteckende Krankheiten, ein Operationssaal, eine geburtshilfliche und eine Abteilung für kranke Soldaten. Von einem Gang aus konnte man alle Räume betreten.

Die Einrichtung des Musterkrankenhauses ergänzte das Medizinaledikt von 1725, das die Grundlagen des preußischen Gesundheitswesens für das kommende Jahrhundert festschrieb. In diesem Gesetz wurden Ausbildung, Prüfung und Zulassung von Ärzten und Menschen in Heilberufen geregelt. Das Spektrum der Diagnosen war begrenzt: Brustkrankheit, Fußkrankheit, Fieber, Krätze, Geistes-, Geschlechts- oder Doppelkrankheit. Ähnlich die Möglichkeiten der Therapie, die sich auf chirurgische Versorgung äußerer

Schäden und eine Besserung des »Säftegleichgewichts« beschränkten.

1727 verfügte König Friedrich Wilhelm I. in einer
Kabinettsorder die Umwandlung des Lazaretts in ein
Bürgerhospital und ordnete in einer Randbemerkung
an: »Es soll das hauß die charité heißen.«

Der Eisbär in der Anatomie

Christan Maximilian Spener konnte sich nicht satt sehen, immer wieder musste er die druckfrische Zeitung in die Hand nehmen, er roch an dem Papier und an der fetten Druckerschwärze. Sein ganzes Leben war in der Akzidenz zusammengefasst:

»Die Erkänntniß seiner selbst nach der Natur recommendiret Allen und Jeden Und ladet auf den 29. Nov. dieses 1713ten Jahres alle Liebhaber der Anatomie, insbesondere die Chirurgos und Wund-Aerzte Auf das Königliche Theatrum Anatomicum zu denen Neuen Anatomischen Demonstrationen vornehmlich und den Musclen/Blut-Gefässen und Nerven hiermit ein Christian Maximilian Spener, Dr. Com. Pal. Caesar. St. Königlichen Majestät in Preussen Rath Hoff- und Garnisons-Medicus, auch Professor der Anatomie; der Kayserlichen Academie Nat. Curios. und Königlicher Preußischer Societ. Mitglied.Berlin.«

Speners Demonstrationen fanden zwar öffentlich für alle Liebhaber der Anatomie statt, aber hauptsächlich waren sie für die Chirurgen und Wundärzte bestimmt. Die erste anatomische Leichenschau ist schon 1302 für Bologna beurkundet. Die Päpste Sixtus IV. und Clemens VII. erlaubten im 15. Jahrhundert, dass in Padua und Bologna auch Studenten Menschenleichen öffnen durften. Die Studienobjekte waren Tote, denen die Kirche kein ehrenvolles Begräbnis zugestand: Gehenkte, Enthauptete, Selbstmörder.

1551 übersetzte ein Nürnberger Wundarzt das Buch »Anatomia zu deudsch – ein kurtzer Aufzug der beschreibung aller glider menschlichs Leybs ...«, Autor war der flämische Anatom und Leibarzt von Karl V. und Philipp II. von Spanien, Andreas Vesalius. Es wurde das erste deutsche Anatomie-Buch. Bald wurden die ersten anatomischen Theater gebaut: 1588 in Basel, 1594 in Padua, 1597 in Leiden. Öffentliche Sektionen wurden zum unterhaltenden Gesellschaftsereignis.

Das Theatrum Anatomicum in Berlin war 1713 unter der Regierung von König Friedrich Wilhelm I. hauptsächlich zur Ausbildung von Militärärzten gegründet worden.

Der neue König war Befehlshaber über ein stehendes Heer von 80 000 Soldaten und hatte ein offenes Ohr für die vom Leibarzt Friedrich Hoffmann geäußerte Absicht, mit Hilfe anatomischer Unterweisungen die Kriegschirurgen und Feldschere besser für die Versorgung der Schlachtenopfer vorzubereiten. Das Theatrum Anatomicum war ein Amphitheater, ähnlich den Anatomien anderer europäischer Universitäten im 17. Jahrhundert.

Spener war zufrieden, vergessen war für den Augenblick der Ärger mit der Kirche. Spener war Mitte 30 und der erste Professor des Theatrum Anatomicum, seit über zehn Jahren Hofmedicus in Berlin, schon seit 1705 Professor für Genealogie und Heraldik an der

Ritterakademie, und doch stand er erst am Beginn seiner Laufbahn. Und nun hatte ihn der gerade inthronisierte König beauftragt, eine Anatomiekammer aufzubauen.

Bereits drei Tage später drängelten sich Heilkundler, Ärzte, Wundärzte, Feldschere und interessierte Laien um die besten Plätze für die erste Sektion einer menschlichen Leiche in der Residenz- und Hauptstadt des Königreiches Preußens. Spener war froh, dass er für die Plätze »Eintritts-Marquen« ausgegeben hatte, um den Andrang des Publikums einzuschränken und »damit nicht einer den andern incommodiere«. Es waren auch etliche Angehörige der höfischen Gesellschaft zum Theatrum Anatomicum gekommen, das in sechs aufsteigenden Sitzreihen hundert Zuschauern Platz bot.

Spener registrierte eine gewisse Enttäuschung bei den Besuchern, die zwar mit behördlicher Genehmigung erstmals ins Innere eines Menschen blicken und freigelegte Blutgefäße und Nervenbahnen, Muskeln und Sehnen, Gelenke und Knochen sehen wollten, doch statt eines prachtvollen »Theatrums« mit allem erdenklichen Zierrat einen Raum von großer Schlichtheit betraten. Statt eines Katheders stand der Sektionstisch in der Mitte.

Der zweigeschossige Saal von 12 Quadratmetern war im Nordwestpavillon des Königlichen Marstalls in der Dorotheen-, Ecke Charlottenstraße untergebracht, wo sich heute Staats- und Universitätsbibliothek befinden. Über dem Eingang zum Theatrum prangte ein kunstvoll geformtes Relief mit der Inschrift: »Friedrich Wilhelm, König von Preußen und Kurfürst von Brandenburg, hat dieses anatomische Theater im Jahre 1713 gegründet und zur fortdauernden Ausübung der Kunst mit einem Überfluß an Leichnamen versehen, zum Heil der Armee und des Volkes, zum Nutzen der Bürger und Fremden.«

Die Berliner Bevölkerung wurde medizinisch von mehreren, durch den Medizinaledikt von 1685 stark voneinander abgegrenzten Gruppen versorgt. Das waren zum einen die Medicis, also Ärzte, die nur »innerliche Krankheiten« behandeln und Arzneien verschreiben, aber nicht zum Messer greifen durften. Im Gegensatz dazu stand als zweite Gruppe die der Chirurgen oder Wundärzte, die als einzige blutige Heilkunde betreiben, also die Kranken wundärztlich versorgen durften. Als Chirurgen arbeiteten auch Scharfrichter, Abdecker und deren Knechte. Außerdem gab es noch die privilegierten Apotheker, wie den Bruder von Spener mit seiner Apotheke am Spreekanal, die ein Monopol auf die Herstellung von Medikamenten hatten, und schließlich als letzte Gruppe die Hebammen, die auch Weh- oder Winselmütter genannnt wurden.

Manchmal überlegte Spener, ob er nicht Mediziner anstatt Chirurg hätte werden sollen. Denn egal wie man es drehte und wendete, mit den Amputationen, dem Operieren von Brüchen und dem Einrenken von

Gliedern, dem Starstechen, dem Blasenschneiden und Zähnereißen war er doch nur ein Handwerker, ein Barbier. Als Mediziner konnte man sich solch niederen Pflichten entziehen und dem Allgemeinen widmen – wie dem Gleichgewicht der Säfte.

Der König hatte seinen Armeechirurgen die Teilnahme an Speners Demonstrationen befohlen. Abgesehen von den Hebammen waren Vertreter aller Gruppen dabei. Ein Wundarzt begleitete Speners Vortrag als Prosektor, Spener dozierte auf deutsch, was an den Universitäten nicht usus war:

»Die anatomischen Kenntnisse unter Medizis und Wundärzten sind gering, weil viele von ihnen die Leibes-Maschine nicht durch Zergliederungen kennengelernt haben. Sie benutzen stattdessen Kupferstiche, die sich aber vom wahren Augenschein, fast so weit unterschieden, als der Schatten von dem wahren Körper. Für die Wissenschaft vom menschlichen Körper wachet also endlich aus dem Schlaf, ihr Chirurgi, und bemühet euch durch Fleiß in der Anatomie, und darauf gegründetes Nachdenken, eure edle Kunst in Blüte zu bringen und den Scharlatanen wiederum die Chirurgie aus den Händen zu winden.«

Wen er mit Scharlatanen meinte, lag auf der Hand, alle kannten die Seiltänzer, Gaukler, Luftspringer, Zahnärzte, Beutelschneider und dergleichen herumziehendes Gesindel.

Spener schlug das Laken zurück, das über dem Körper des toten Kammerlakaien lag. Er war so mager, dass er wie ein mit weißem Pergament überspanntes

Skelett aussah. Erwartungsvoll blickten die Zuschauer auf die Leiche.

Spener fuhr fort: »Heute werden Sie das erste Mal einen Blick in das Innere eines Menschen werfen können und dieses Meisterwerk Gottes, die Krone der Schöpfung näher verstehen. Für die erste Anatomie habe ich ein Dutzend Demonstrationen vorgesehen, je nachdem wie lange der Körper sich konservieren lassen möchte.«

Der Chirurg schnitt in Form eines Y von beiden Schlüsselbeinen schräg zum Brustbein und von dort gerade bis zum Schambein.

»Ich beginne mit den gemeinen Decken, den Musklen des Unterleibs und der Lage der Teile im Unterleib.« Er erläuterte den Aufbau und die Funktion der verschiedenen Muskeln: »Das Wort Musklen leitet sich vom lateinischen Wort für ›Mäuschen‹ ab. Es sind dieses kontraktile Organe, welche durch die Abfolge von Kontraktion und und Erschlaffen innere und äußere Strukturen des Organismus bewegen. Kommen wir nun zur Chylifikation, also Verdauung in Magen und Gedärmen.«

Er legte den bläulichen Darm frei.

»Nun die Teile, so zu der Reinigung und Absonderung vom Geblüt unterschiedlicher Dinge gehöret: Leber, Milz, Nieren, Uringänge etc. sowie Geburts-Glieder mit allen Zubehör.«

Spener zergliederte und erläuterte: »Der Penis oder auch die Rute des Mannes – Sie sehen hier den Penisschwellkörper, hier die Harnröhre und hier den Harnröhrenschwellkörper. Des weiteren der Hodensack und hier die Hoden.«

Einige Zuschauer wirkten angespannt, als litten sie mit dem Toten.

Als nächstes kam der Medicus zur Brust und deren allgemeiner Beschreibung. Er meißelte das Brustbein auf, die Arme der Leiche zuckten, einige Herren seufzten auf.

Schließlich gab er die Organe dem Toten wieder bei und vernähte die großen Schnitte. Die erste Sektion einer menschlichen Leiche in Berlin war beendet.

Am 2. Dezember 1713 stand in der Zeitung:

»Das neu aufgerichtete Theatrum Anatomicum wurde diese Woche zum erstenmahl eingeweyhet und haben S. Kgl. Maj. dero Cammer-Laquayen, welcher an der Schwindsucht gestorben, darauf zum erstenmahl seciren lassen. Der Herr Hoff-Rath Spener ist darüber zum Professore Anathomiae allergnädigst ernennet, welcher wöchentlich 3 mahl publice lesen und denen Regiments-Chirurgis alles, was bey dem menschlichen Körper zu observieren seyn möchte, unentgeltlich ad oculum demonstrieren muß.«

Wie priviligiert er war, wurde Spener in den nächsten Wochen und Monaten klar, als er so manchen bewundernden oder auch neiderfüllten Brief bekam. Keine Universität Europas wurde so großzügig bedacht wie Speners Anatomie. Es handelte sich fast ausnahmslos um Leichen von Hingerichteten. Leider waren die Armeechirurgen kein angenehmes Publikum. Sie folgten zwar dem Befehl des Königs zur Teilnahme an den Spenerschen Vorführungen, sahen aber keinen Nutzen für sich und standen Speners Bestrebungen, das Wissen der Mediziner und das Handwerk des Chirurgen zu einem Beruf zu vereinigen, verständnislos gegenüber.

Jede Woche montags, mittwochs und samtags lud Spener für je eine Stunde zur Demonstration ins Theatrum Anatomicum ein. Schnell gab es eine feste Sitzordnung. In der ersten Reihe saßen Professoren, Doktoren und Ehrengäste, dahinter platzierten sich die Chirurgen. In der dritten Reihe saßen die Feldschere der Berliner Garnison, hinter diesen die Barbiere und schließlich in der letzten Reihe neugierige Berliner Laien.

Im Frühjahr 1714 erregte eine besondere Anatomie öffentliches Aufsehen. Die Tochter eines Feldwebels hatte ihren »in Schande«, also unehelich gezeugten Säugling getötet. Als Strafe hatte sie den Streich des Scharfrichters auf dem Neuen Markt empfangen. Ein prächtig ausgeschlagener Sarg stand auf dem Richtplatz bereit. Der Henker nutzte ihren Ruf als Stadtschönheit, nahm die Leiche sofort in sein Haus, gab sie zwei Tage lang gegen ständisch gestufte Eintrittspreise zur Besichtigung frei und verdiente durch den Zulauf von Adligen, Offizieren, Bürgern und gemeinen Leuten 50 Taler, bis der König befahl, die Leiche in der Anatomiekammer zu sezieren. Erst wenn sie anatomisiert wäre, dürfe sie in zerfetzten Stücken begraben werde.

Das Theatrum war bis auf den letzten Platz besetzt. Nach Entfernung des Brustbeines und der angrenzenden Rippen schnitt Spener das Herz heraus: »Ich komme nun vornehmlich zum Herzen und was zu den Umlauf des Geblüts gehöret. Die Blutgefäße! Hier die Lungenarterie und hier die obere Hohlvene, hier die untere Hohlvene und die Bauchaorta. Der Ductus Botalli, der beim Fötus noch offen ist. Mit den Blutgefäßen direkt verbunden sind alle die Teile so zu dem Atemholen gehören, wie auch der ganze Hals. Die obere Hohlader, dahinter die Lungenarterien.« Er bemerkte, dass er sich in den linken Zeigefinger schnitt; sehen konnte er es nicht an seinen blutigen Händen.

»Nun wenden wir uns dem göttlichsten Teil des Menschen zu, seinem Haupt, dem Gehirn und den Nerven.« Spener machte einen Hautschnitt über das Hinterhaupt der Feldwebelstochter von Schläfenbein zu Schläfenbein und zog die Kopfschwarte nach vorn, umsägte das Schädeldach und hob es ab: »Ich umschneide jetzt die äußerste Hirnhaut und durchtrenne die Hirnsichel.« Er zog die Hirnhaut nach hinten ab, nahm das Gehirn heraus und präsentierte es: »Es ist das göttliche Organ!«

Als nächstes legte er das Rückgrat frei: »In der Wirbelsäule verlaufen die Hauptstränge der Nerven.« Er schnitt an einem Strang unter der: »Dieses hier ist der Nervus Cruralis, der Schenkelnerv. Nunmehr kommen wir zum Angesicht und den Werkzeuge der fünf Sinnen, als Augen, Ohren, Nasen etc. mit ihren Musklen, Nerven, Blutgefäßen und so weiter, sowie zur Artikulation, zu den Häuten, Knarpeln, Bändern, Ligamenten und Knochen vornehmlich des Haupts.« Nach den Erläuterungen zu Stimmbändern, Hörapparat und den dazugehörigen Sehnen, Gelenken und Knochen demonstrierte Spender anhand von vier verschiedenen Skeletten Altersunterschiede.

Als sich Spener die Hände gewaschen hatte, sah er den Schnitt an seinem Finger, nicht viel länger als einen halben Zentimeter. Er maß der Bagatelle keine Bedeutung bei.

Wieder stand eine besondere Demonstration auf der Tagesordnung. Spener zog das Laken von einem toten Eisbär. Die gewaltige Gestalt des Tieres kam zum Vorschein. Ein Raunen ging durch die vollbesetzten Reihen.

Der Chirurg erläuterte: »Wie Sie vielleicht wissen, habe ich für den König wie jüngst von dem Hirsch jetzt von dem Eisbären ein Gerippe herzustellen. Dieser erwachsene männliche Eisbär misst von Kopf bis Rumpf 2,50 Meter, seine Schulterhöhe beträgt 1,54 Meter. Er wiegt 434 Kilogramm. Der Hals ist auffällig lang, der Kopf dagegen relativ klein und flach. Die Vorderbeine lang und kräftig, die Vordertatzen haben Schwimmhäute. Die Fußsohlen sind dicht behaart.« Er öffnte dasMaul des Tieres: »Er hat 42 Zähne.« Spener bemerkte das Puckern in seinem linken Zeigefinger, der sich entzündet hatte und unangenehm schmerzte. Er wandte sich wieder dem Kadaver zu:

»Das Fell ist gelb, sehr dicht und ölig, vermutlich, um das Wasser abzuweisen. Die Haut dagegen ist schwarz.« Spener begann zu schneiden und zog den Pelz ab: »Ein Eisbärenfell ist doch eine seltene Rarität. Unter der Haut ist eine sieben Zentimeter dicke Fettschicht.« Er brach den Eisbären auf und nahm ihn aus: »Der Magen ist extrem groß, im Vergleich zum Braunbären überdimensioniert.« Nun entfleischte er die Gliedmaßen grob mit einem Schlachtermesser.

»Ich kann verstehen, wenn Sie nicht den gesamten Prozess verfolgen wollen. Als nächstes werden die Reste entkocht, durch mehrmaliges Kochen tritt dann das Fett aus den Knochen. Aber ich möchte darauf hinweisen, dass Sie die nächste Sektion eines Menschen nicht versäumen dürfen. Ein einmaliger Besuch einer Sektion reicht für Wundärzte nicht aus, ich verweise auf die einprägende Wirkung der Wiederholung, auf die Unterschiedlichkeit eines jeden Kadavers.«

Empfindlich machten sich die Schmerzen im Zeigefinger bemerkbar. Spener würde nachher bei seinem Bruder in der Apotheke vorbeischauen, sicher war sicher.

»Bei der dritten Leiche will ich zunächst in drei Demonstrationen die drei Höhlen, Haupt, Brust und Unterleib vornehmen und gleichsam die vorigen Ideen aufs neue durch Repetition einprägen. Dann will ich mich in weiteren Demonstrationen der Wissenschaft der Musklen zuwenden und bei dem vierten Cadavere will ich mir die Wissenschaft deren Nerven und Blut-Gefäße vornehmen. Jeweils im Anschluss an die Anatomie sollen die Chirurgen praktisches Anleitung erhalten, damit sie das Gesehende mit Nutzen in der Chirurgie gebrauchen können.«

Spener schnitt immer noch große Stücke Fleisch aus dem Kadaver des Eisbären und führte weiter aus: »Bei der fünften Leiche werde ich alle Teile abermahlen ordentlich demonstrieren und dabei alles, was was ich in den bisherigen Anatomien über die Eingeweide, Musklen, Gefäße, nerven usw. abgehandelt habe, repetieren. Dabei will ich zugleich anzeigen, was vor Krankheiten jedes Teils des Menschlichen Körpers unterworfen, sozusagen eine Anatomia practica oder Pathologica bieten. Die Demonstrationen finden dreimal wöchentlich statt, jeweils von fünf bis sechs Uhr abends und werden montags bis sonnabends von neuen bis elf Uhr durch Präparationen als praxin und Handanlegung ergänzt. Ich hoffe sehr, Ihnen ist unser Privilegium bewusst. Andere Universitäten im In- und Ausland bekommen höchstens einen Leichnam pro Semester zugesprochen.«

Die Reihen begannen sich zu leeren, Spener schloss die Demonstration: »Vielleicht möchte Ihnen noch Folgendes zum Interesse gereichen. Der Prosektor hat ein Skelett aufgerichtet, die Haut ausgestopft, einen doppelten Blasebalg gebaut und einen artifiziellen Kadaver geplant, in dessen größten Adern man das Blut laufen sehen soll.«

Als Spener zur Apotheke seines Bruders ging, zitterte er, er hatte Fieber. Sein Bruder hatte diese Linien auf der Haut schon oft gesehen, manchmal waren sie harmlos, und manchmal führten sie zum Tod. Er begleitete Spener nach Hause, besprach mit dem Hausmädchen die Pflege. Spener fieberte und begann zu delirieren.

*

Spener klapperte mit den Zähnen, öffnete seine Augen.

Er sah seinen Vater Philipp Jacob Spener an seinem Bett sitzen.

»Ich dachte, du wärest tot!«, sagte er. Der Vater antwortete ernst: »Du bist mein ältester Sohn, du weißt, wie sehr ich mir gewünscht habe, dass du Theologie studiert oder es doch wenigstens mit der Medizin gehalten hättest! Stattdessen Chirurg!«

Spener versuchte, mit einem Kopfschütteln seinen Widerspruch anzudeuten. »Wie ist es denn mit der Auferstehung?«, insistierte der Vater. »Was willst du denn deinen armen Opfern sagen, wie sie mit ihrem zergliederten Körpern bei der himmlischen Auferstehung zurechtkommen sollen? Ich habe schon die mannigfaltigsten Sünder zum Henker begleiten müssen. Und weißt du, was neuestens ihr letzter Wunsch ist?« Spener wusste es nicht. »Sie wünschen sich nur eines: Nicht auf deinem Seziertisch zu landen.« Spener sah seinen Vater an, der sich veränderte. Er wurde dicker, und jetzt erkannte Spener, dass es der König war. Jedoch nicht der, den er kannte, sondern ein alter Mann mit einem aufgedunsenen Körper, den die Beine kaum tragen konnten. Sein von blauen und violetten Adern marmoriertes rotes Gesicht beugte sich zu Spener herunter, sein Mund öffnete sich, er stank nach Tabak, Krankheit und Bier: »Spener, mache er sich keine Sorgen wegen der Leichen, die er braucht. Wir lassen genug Bösewichter hinrichten, in der Hölle brauchen sie keine unversehrten Körper.« Spener wollte sich aufrichten, aber ein Laken hinderte ihn daran. Und jetzt erkannte er auch, wo er sich befand: inmitten des Theatrum Anatomicum lag er auf seinem Seziertisch.

Die Menschen, die an Speners Haus vorbeigingen, hörten ihn schreien.

Der Eisbär brüllte, die Feldwebelstochter war auf grässliche Weise zusammengenäht und würgte Spener von hinten. Er fingerte nach dem Schlachtemesser, doch der magere Kammerdiener umklammerte es fest. Der dicke Grenadier fuchtelte mit einer Knochensäge. Die Frau, die sich beim Versuch, ihre Frucht abzutreiben, vergiftet hatte, spuckte Teile ihrer zergliederten Zunge. Der Lange Kerl nahm seine Steinschlossmuskete, schüttete Pulver in den Lauf, steckte eine Bleikugel ein und stieß mit dem Ladestock nach. Spener gelang es, die würgenden Hände von seinem Hals zu lösen. Der Lange Kerl tat das Zündkraut in die Pfanne, hob die Waffe an die Schulter, zielte und drückte ab. Spener spürte ein Brennen, dann großen Schmerz in seiner linken Hand. Er sah sie an, sie war schwarz. Der Hirsch und der Eisbär umkreisten ihn, und weitere Tiere traten aus der Dunkelheit und kamen auf ihn zu. Das eine glich einem Löwen und das andere einem Kalbe, und das dritte hatte einen Balg aus Fell und Federn und das vierte

ein Antlitz wie ein Mensch, und das fünfte war eine Echse.
Und ein jegliches der Tiere hatte sechs Flügel, und sie hat-
ten keine Ruhe Tag und Nacht, und die Hölle folgte ihnen
nach, und sie sprachen: Heilig, heilig, HEILIG ist der Gott
der HERR, der Allmächtige, der da war und der da ist und
der da kommt.

Spener röchelte. Es war Nacht, die Stadt schlief, und Spener schlief auch. Der 36-Jährige starb am 5. Mai 1714.

In der »Berliner geschriebenen Zeitung« stand einige Tage später:

»Der unlängst verstorbene Hof- und Garnisons-Medicus Spener hat bey seiner Krankheit grausamlich geraset und nur von den Körpern gesprochen, so er secieret, und gleichsam mit denen immer gefochten.«

*

Spener hat vom November 1713 bis zu seinem Tod im Mai 1714 etwa sieben Sektionen an fünf menschlichen Leichen durchgeführt und außerdem einen Eisbären und einen Hirsch seziert, die der König zur Verfügung gestellt hatte, um Skelette herstellen zu lassen. Der König hatte noch eine Sau und einen ungemein großen Hund versprochen, aber nie geliefert.

Friedrich Wilhelm I. und sein erster Anatom, Christian Maximilian Spener, hatten in Berlin die Tradition begründet, anatomische Präparate zu konservieren und zu sammeln. Mit dem Theatrum Anatomicum waren die Voraussetzungen für das Collegium medicochirurgicum von 1724 sowie die Charité von 1727 geschaffen und der Grundstein für die Medizinische Fakultät der Universität von 1810 gelegt, mit der die Berliner Medizin für einige Jahrzehnte des 19. Jahrhunderts Weltgeltung erlangte.

Schwanz ab
Wie Dieffenbach den Schmerz abschaffte

Heinrich Heine war 1820 Student in Bonn, als er zum ersten Mal den Medizinstudenten Johann Friedrich Dieffenbach traf, und lieber wäre ihm gewesen, es hätte diese Begegnung nicht gegeben. Heine war 23 Jahre alt und ging mit Professor August Wilhelm Schlegel über den Marktplatz, über indische Literatur plaudernd. Schlegel unterstrich seine Worte mit fuchtelnden Händen und betonte, dass sich durch vergleichende Sprachforschungen auch die Naturgeschichte des Menschen offenbaren würde.

»Die Sprache gibt verlässlichere Auskunft über die pureté de sang, die Blutsreinheit einer Gruppe, als der körperliche Vergleich.«

Heine überlegte kurz, wie er seine Skepsis in Worte kleiden konnte. Sollte man wirklich die Rasse eines Inders oder eines Negers an seiner Sprache sicherer erkennen als an Hautfarbe und Haaren? Immerhin wurde behauptet, in Afrika gäbe es Juden mit Haut so schwarz wie Kohle. Heine hatte zur Antwort den Mund spöttisch verzogen, doch da gellte ein so schrecklicher Schrei aus der Wenzelgasse, dass es ihn heiß durchfuhr und Schlegel zusammenzuckte. Es war, als kreischte die gequälte Kreatur an sich, ein Wimmern, Heulen und Winseln, und es kam näher. Wie von Furien gehetzt raste ein jaulender Hund auf sie zu, und er wurde von einem jungen Mann verfolgt.

»Bleib stehen!«, schrie der, aber der Hund hetzte davon, und Heine und Schlegel sahen gerade noch, dass dem Tier der Schwanz fehlte. Stattdessen blutete eine frische Wunde. Und sie sahen das Skalpell in der einen und den Hundeschwanz in der anderen Hand des Verfolgers.

Schlegel stoppte den Mann mit einer energischen Geste.

»Wer sind Sie?«

Der Hund verschwand in der Brüdergasse, das Jaulen entfernte sich.

Schwer atmend antwortete der Mann, der noch keine 30 Jahre alt sein mochte: »Ick bin der Student der Medizin Johann Friedrich Dieffenbach!«

»Was haben Sie dem armen Hund angetan?«

»Es ist ein medizinisches Experiment, ick diene dem Fortschritt der Wissenschaft ...«

Schlegel gab sich damit nicht zufrieden: »Sie Lausebengel, seit Wochen terrorisieren Sie unsere Stadt, unsere Katzen und Hunde, aber jetzt ist es damit zu Ende!«

Der vor Aufregung zitternde Schlegel brachte Dieffenbach unsanft zur Universitäts-Direktion und bestand auf Bestrafung des »nichtsnutzigen Tierquälers«. Wegen groben Unfugs musste Dieffenbach zwei Tage im Karzer zubringen.

Die Woche darauf betrat Heine das Haus Kasernenstraße 4. Das Hundegeheul machte es leicht, die richtige Bude zu finden. Heine klopfte an Dieffenbachs Tür, einige Male und immer kräftiger, ehe der Medizinstudent öffnete. Dieffenbach trug den schwarzen Gehrock der Mediziner, der dem Geruch nach jahrelang nicht gewaschen war.

»Entschuldigen Sie die Störung!«, sagte Heine und stellte sich vor, gegen den Lärmpegel der gemarterten Hunde die Stimme erhebend. »Student der Juristik, ehemals Bankier und Tuchhändler, jetzt hauptsächlich Hörer der deutschen Sprache bei Schlegel. – Ich war zufällig Zeuge angelegentlich Ihrer Arretierung auf dem Marktplatz. Ich bin neugierig geworden auf Ihre Experimente und würde gern Näheres darüber erfahren, wenn Sie die Freundlichkeit hätten.«

Dieffenbach ließ Heine ein. Die Inneneinrichtung bestand hauptsächlich aus Käfigen und Holzverschlägen mit Hunden und Katzen. Dieffenbach nahm einen Kater heraus und fixierte das Tier auf einem blutigen Arbeitstisch mit Lederriemen. Er schnitt mit einem Skalpell den Schwanz ab, erbärmlich maunzte der Kater.

Dieffenbach nahm den Katzenschwanz und nähte ihn wieder an den Stumpf, legte Holzschienen an und verband die Nahtstelle.

»Stellen Sie sich vor«, sagte er zu Heine, »was es für die Chirurgie bedeutet, wenn es gelingt, dass ein solcher Schwanz wieder anwächst. Ich habe schon versucht, Haare und Wimpern zu verpflanzen. Aber wenn ich es schaffe, einen Schwanz so anzunähen, dass er wieder anwächst, dann wäre nachgewiesen, dass man auch abgeschlagene Hände oder Füße wieder annähen kann. Vielleicht sogar von Toten, um

Krüppel zu heilen. Verstehen Sie, was das für die Medizin und für die Chirurgie bedeuten würde?«

Heine beugte sich zu einem Käfig hinunter, in dem ein weißer Pudel lag. Lethargisch mit glasigen Augen hechelte er flach. Der Verband am Schwanz war gelb und braun, die Rute selber schwärzlich.

»Leider«, sagte Dieffenbach, »sterben sie immer an Wundbrand. Jedenfalls wenn es nicht ihr eigener Schwanz ist, oder wenn ich Katzenschwänze an Hunde nähe und umgekehrt.«

»Dieses Gewinsel und Gejaule ist doch unerträglich«, wandte Heine ein. »Kann man nichts gegen den Schmerz tun? Kann man sie nicht einschläfern? Sie betäuben?«

»Das kann man nicht einmal beim Menschen. Es wäre eine Umwälzung in der Medizin, wenn das gelänge …« Heine verabschiedete sich schnell und schlief in den nächsten Nächten schlecht.

*

1846 suchte in der Rue Amsterdam in Paris Ferdinand Lasalle nach der Wohnung von Heine. Durch die Einfahrt über den Hofraum betrat er das Hinterhaus. Im zweiten Stock öffnete ihm die Wartefrau, eine Mulattin. Als Heine den Namen seines jungen Verehrers hörte, rief er »Herein!«

Die Fenstervorhänge waren herabgelassen, ein scharfer Geruch lag in der Luft. Heines Bett war durch eine grüne, spanische Wand abgeschirmt. Unter der leichten Decke war sein Körper kaum zu ahnen. Heine war klapperdürr, seine Stirn trat unter dem schütteren Haar hervor, seine Augenhöhlen waren eingefallen, sein Bart war weiß und struppig. Er hielt die Augen geschlossen. Jetzt hob er die magere Hand an das rechte Auge und zog das Lid hoch, um einen Blick auf Lasalle zu werfen. Dann wies er auf sein Geschlechtsteil: »Sehen Sie, welcher Undank! Diese Partie, für die ich so viel getan habe, hat mich so weit gebracht.«

»Liebster Heine, wie geht es Ihnen?«, fragte Lasalle.

»Recht elend ist mir, ich hatte wieder einen Nervenanfall. Kein grünes Blatt rauscht herein in meine Matratzengruft, in mein Grab ohne Ruhe. Ich habe den Tod ohne die Privilegien der Verstorbenen, die kein Geld auszugeben und keine Briefe oder gar Bücher zu schreiben brauchen. An die Matratze gefesselt, wenn alle Welt auf den Beinen ist. Und doch waren die Meldungen über meinen Tod übertrieben.« Mühsam erhob sich Heine, die wenigen Schritte zu seinem Lehnsessel musste er sich an der Wand abstützen.

»Einst süßestes Leben, jetzt Verdüsterung und nur noch Todeslust. Die Krankheit ist doch eine rechte Versündigung an mir, eine unerhörte Schändlichkeit. Dieses Unleben ist nicht zu ertragen, wenn sich noch Schmerzen dazugesellen.«

Lasalle erkundigte sich: »Wie ist denn die Diagnose? Was sagen die Ärzte?«

»Die Lähmungen nehmen zu, wie in Schüben verschlimmert es sich. Ich weiß nicht, woran ich bin. Und keiner meiner Ärzte weiß es. Es kann eine Familienkrankheit sein oder aber eine jener Privatkrankheiten, woran der Deutsche im Ausland leidet. Ob sie ein französisches ramollissement de la moelle épinière oder eine deutsche Rückgratsschwindsucht ist, ich weiß, dass sie eine sehr garstige Krankheit ist, die mich Tag und Nacht foltert und nicht nur mein Nervensystem, sondern auch mein Gedankensystem bedenklich zerrüttet hat. Wenn die Krämpfe in der Wirbelsäule allzu qualvoll rumoren, durchzuckt mich der Zweifel, ob der Mensch wirklich ein zweibeiniger Gott ist, wie mir der selige Professor Hegel versichert hat.«

»Können Sie denn schlafen?«

»Nicht das geringste Geräusch kann ich erdulden. Ich ertrage nicht das Ticken einer Uhr! Um nur etwas Ruhe, nur vier Stunden Schlafes zu erlangen, muss ich Morphium in drei verschiedenen Gestalten nehmen.«

Lasalle richtete Heine verschiedene Grüße aus, über die von Karl Marx freute sich der Kranke besonders.

»Sind Sie in Berlin meinem lieben Freund Dieffenbach begegnet?«, wollte Heine wissen.

»Nein, aber er ist eine Berühmtheit, jeder kennt ihn. Er ist der beste Operateuer bei Gesichtserneuerung, bei Lidverwachsungen, Wolfsrachen, Hasenscharten und anderen Missbildungen.«

»Dann sei dem Guten seine Schneidelust an Hunden und Katzen verziehen!«

Heine schilderte Lasalle seine Erinnerungen an die Studentenzeit in Bonn.

Lasalle lachte. »Durch seine Unbeherrschtheit ist er mit all seinen Kollegen verfeindet, dafür lieben ihn die Studenten. Niemand schneidet so schnell und mit so viel Freude in menschliche Körper wie er. Wissen Sie, was die Gassenjungen über ihn singen?«

Heine verneinte. Lasalle begann mit voller Stimme zu singen:

»Wer kennt nicht Doktor Dieffenbach, / den Doktor der Doktoren? / Er schneidet Arm' und Beine ab, / macht neue Nas' und Ohren«, um dann wieder ernst zu werden: »Lieber Heine, Dieffenbach kann Ihnen doch helfen! Begeben Sie sich zu ihm! Er ist nicht nur Direktor des chirurgischen Klinikums Charité, sondern der beste Operateur der Welt! Wenn einer Ihnen helfen kann, dann er.«

*

Dieffenbachs Praxis in der Jägerstraße wurde von den Humboldt-Brüdern besucht, von Kronprinz Friedrich Wilhelm, von Patienten aus aller Welt, aber auch von einfachen Leute, bei denen er oft auf sein Honorar verzichtete, weshalb er als »Doktor der Armen« galt. Lasalle saß vor Dieffenbach, der Heines Brief las: »Liebster Dieffenbach! Der Überbringer dieser Zeilen ist Herr Lasalle, einer meiner liebsten Freunde. Er überbringt Dir zugleich meine heitersten Grüße und kann Dir mündlich erzählen, wie es mir körperlich und geistig geht. Mein verwünschtes Übel ist sehr halsstarrig und greift um sich in der unverschämtesten Weise; ich selber aber werde täglich schwächlicher von Seele, und diese ist müde und verdrießlich wie ein begossener Schmetterling.«

Dieffenbach blickte auf den jungen Lasalle: »Wie geht es ihm? Es heißt, er sei schwer krank.«

»Genau deshalb komme ich zu Ihnen. Er hat schreckliche Nervenkrämpfe, die wohl vom Gehirn ausgehen, mit unaussprechlichen Schmerzen und möchte sich liebend gern in Ihre behandelnden Hände begeben.«

Dieffenbach ließ sich Heines Symptome beschreiben und stellte einige Vermutungen über die Krankheit an, um schließlich zu sagen: »Mein lieber Herr Lasalle, gern behandle ich meinen alten Freund Heine, wenn er mir sein Wort gibt, sich meiner Therapie und Diät zu fügen.«

»Daran soll es gewisslich nicht scheitern. Mit Freude wird Heine Ihren Ratschlägen folgen. Jede Linderung seiner Schmerzen wird von ihm sehnsüchtig erwartet, fast hat er die Hoffnung schon aufgegeben.«

»Womöglich werde ich ihn an den Neurologen Romberg verweisen müssen, der ist die größte Kapazität bei Rückenmarksschäden, um die es sich handeln kann. Aber natürlich ist jede Diagnose unseriös, so lange ich den Patienten nicht gesehen habe. Sie reisen wieder nach Paris? Geben Sie Heine doch dieses Buch von mir! ›Der Äther gegen den Schmerz‹ ist wohl die größte Umwälzung in der Chirurgie, eine Revolution. Vielleicht erinnert es ihn an unsere Studentenzeit.«

»Es klingt fast zu schön, um wahr zu sein«, befand

Lasalle und las den Anfang vor: »Der schöne Traum, dass der Schmerz von uns genommen, ist zur Wirklichkeit geworden. Der Schmerz, dies höchste Bewusstwerden unserer irdischen Existenz, diese deutlichste Empfindung der Unvollkommenheit unseres Körpers, hat sich beugen müssen vor der Macht des menschlichen Geistes, vor der Macht des Ätherdunstes.«

Dieffenbach stimmte zu: »Ich selber habe in der Universitätsklinik in der Ziegelstraße mit dieser Narkose eine Nasenplastik aus Stirnhaut bei einem sechzehnjährigen Jungen eingepflanzt. Der Schmerz ist besiegt.«

»Heine wird sehr froh sein.«

*

Heine schrieb an Alexander von Humboldt und bat ihn, sich für ihn einzusetzen, damit er Dieffenbach in Berlin konsultieren könne, ohne verhaftet zu werden. Von Humboldt versprach Heine einerseits seine Unterstützung, intrigierte aber gleichzeitig beim König gegen ihn, so dass die Reise für Heine im Gefängnis geendet hätte.

Nachdem Dieffenbach die Äthernarkose in Deutschland eingeführt hatte, riss den 55-jährigen 1847 ein Schlaganfall aus dem Leben. Heines Lähmungen und Schmerzattacken nahmen zu, noch fast zehn Jahre vegetierte er in seiner Matratzengruft.

Ganglien im »Schwarzen Ferkel«

Wie Ludwig Schleich die örtliche Betäubung erfand

Beschwingt und voller Vorfreude schreitet Carl Ludwig Schleich von der Charité kommend die Luisenstraße Richtung Unter den Linden. Schleich ist nicht nur Arzt, sondern auch ein Bohemien, er lebt und trinkt im Kreise von Künstlern und Literaten in der »Wein- und Probierstube G. Türke«, bekannter unter dem Namen »Zum schwarzen Ferkel« in der Neuen Wilhelmstraße. Und genau dorthin ist er unterwegs.

Weder er noch seine Zechkumpane ahnen, dass dieser Tag in die Geschichte der Anästhesie eingehen sollte.

Schleich erinnert sich noch gut, wie sie einst auf Sauftour von den bunten Schnapsflaschen angelockt stehengeblieben waren, wie Strindberg den schwarzen, abgewetzten Weinsack über der Tür angesehen und gesagt hatte: »Das Ferkel grunzt uns den Willkomm zu. In dem Lokal werden wir Schwein haben!« Der Wirt war von dem Namen »Zum schwarzen Ferkel« begeistert gewesen, und seither war die Kneipe ihr Stammlokal.

Schleich überquert die Spree, wo die kurze Verlängerung der Wilhelmstraße beginnt, und tritt an der Ecke Unter den Linden ins »Schwarze Ferkel« ein. Er begrüßt die Runde am Stammtisch, die Dichter Richard Dehmel, Otto Erich Hartleben, Frank Wedekind,

August Strindberg und Stanislaw Przybyszewski, und setzt sich zu ihnen.

»Wisst ihr«, wendet sich Schleich an seine Freunde, »dass ihr mir lieber seid als die Ärzte? Ich habe ein Zweiseelensystem, ich gehöre nicht wirklich zu ihnen, bin ein Renegat und ein bummelnder Bourgeois.«

Ihm wird widersprochen: »Zu uns gehörst du aber durchaus!«

»Keiner von uns singt so schön wie du«, sagt Dehmel, und Przybyszewski fügt hinzu: »Ich habe doch auch Medizin studiert. Musisches Interesse ist bei Medizinern sehr häufig. Was sollten wir hier ohne dich machen? Du kommst uns nicht davon.«

»Wenn du es doch nicht wolltest, wieso bist du Mediziner geworden?«, fragt Strindberg.

»Wegen meines Vaters«, antwortet Schleich, »immer wenn ich von der Dichterei sprach, bekamen seine Augen einen so unendlich wehen Ausdruck. Ich konnte den traurigen Blick nicht ertragen. Er war in Stettin Augenarzt, hatte bei Dieffenbach studiert und war mit Albrecht von Graefe befreundet. Er hat mir erzählt, wie Graefe und er gemeinsam das Examen bei Dieffenbach absolvierten und Graefe so hinreißend referierte, dass der kleine Dieffenbach den anderen Prüflingen zuflüsterte: ›Kinder, auf den jebt acht, der wird mal janz wat Dolles!‹ Als Fünfjähriger bekam ich eine Hirnhautentzündung, mein Vater hatte mich schon aufgegeben. Und Graefe saß tagelang an meinem Bett, am dritten Tag wachte ich auf, fasste Graefe in den tiefschwarzen, langen Bart und fragte ihn: ›Nanu, was bist denn du für einer?‹ Graefe sprang auf und rief ins Nebenzimmer meinem Vater zu: ›Schleich! Mensch! Er ist gerettet!‹ Ich glaube, von Graefe war ein Wunderheiler.«

»Und trotz dieser Herkunft wolltest du eigentlich Dichter werden?«, fragt Strindberg.

»Nein, ich wollte eigentlich Sänger werden. Aber stattdessen studierte ich Medizin an der Universität Zürich. Wichtiger als das Studium jedoch ist mir aus dieser Zeit die Freundschaft zu Gottfried Keller. Bis 1886 studierte ich an der Charité in Berlin bei Rudolf Virchow Pathologie und Anatomie, dann war ich Hilfsarzt an der chirurgischen Klinik von Langenbeck und Bergmann.«

Przybyszewski greift in seine Tasche und holt einige Kollegienhefte heraus: »Die sind aus meinen medizinischen Anfängen. Ich will nicht prahlen, aber hier, diese prachtvollen Einzelheiten von Ganglienstrukturen, sind diese Bilder nicht solchen der Kunstmalerei ebenbürtig?«

Die Trinker beugen sich über die Hefte und bestaunen die medizinischen Darstellungen. Von grünen, gelben und orangefarbenen Linien umgeben, sehen die Nervenzellkörper wie rötliche Eisbrocken aus. Verbunden durch ein Netz von bunten Seilen und Bändern, erscheinen sie räumlich und wirken geheimnisvoll und fantastisch.

»So muss es auf einem fremden Planeten aussehen!«, vermutet Hartleben. Schleich ist begeistert: »Sternförmige und protoplasmatische Astroglia, diese so vertraute Intimität kleinster Wunder!«

Wedekind spendiert eine Runde Absinth. Przybyszewski nimmt sein Glas mit dem milchigen Getränk mit hinüber ans Klavier und beginnt zu spielen. Die ersten Takte von Chopins f-Moll-Fantasie erklingen. Przybyszewski bewegt sich rhythmisch wie in Trance dazu. Die Dichter hängen ihren Gedanken nach, während Schleich Hartleben Details der Zeichnungen erläutert: »Sieh, hier! Nach Virchow ist das zarte Neuroglia um das Nervengewebe so etwas wie ein Stützgerüst für die Nerven, er hat es entdeckt und nach dem griechischen Wort für Leim benannt: Glia.«

Schleich starrt auf die Zeichnung, kann das Bild nicht fixieren, zweifellos eine Folge des Alkoholkonsums. Es will ihm scheinen, dass sich da etwas bewegt. Die um die Nerven gehüllte Neuroglia pulsiert vor seinen Augen zum Takt der Musik, schwillt an und nimmt wieder ab. Prüfend sieht Schleich zu Hartleben, der nicht übermäßig fasziniert wirkt. Schleich richtet seinen Blick wieder auf das Bild. Und wieder sieht es aus, als würde die Neuroglia jeweils in dem Moment anschwellen, in dem Przybyszewski das Pedal für die Dämpfung tritt. Plötzlich springt Schleich auf: »Mensch«, ruft er, »die Neuroglia ist ein Klaviersaitendämpfer!« Er sieht Dehmel an: »Verstehst du, Richard! Ein elektrisches Sordino!«

Dehmels Reaktion ist keinesfalls enthusiastisch: »Meinst du die Musik?«

»Ach was!«, schreit Schleich, »nicht die Musik, die

Hülle der Nerven! Die Neuroglia können die Nerven dämpfen! Das ist eine Betäubung an der Stelle, an der man sie braucht!« Er blickt zustimmungheischend zu Strindberg: »Ein Registrierschalterapparat!« Seine Stimme überschlägt sich: »Ein Hemmungsregulator!« Aber auch Strindberg sieht Schleich verständnislos an. Der fasst ihn am Arm: »Man kann den Nerv dämpfen wie eine Klaviersaite! Dann kann er keinen Schmerz mehr übertragen! Verstehst du mich? Virchow hatte unrecht! Das Neuroglia ist keine Stütze des Nervs, sondern die Isolation, wie bei einer elektrischen Leitung!«

Schleich greift nach seinem Mantel: »Ich muss sofort ins Institut!« Er eilt zu Przybyszewski und drückt den überraschten Pianisten lange und innig: »Mensch, Stanislaw! Wenn das klappt, wie ich glaube, dann war das der wichtigste Abend im Schwarzen Ferkel! Danke!«

Przybyszewski weiß nicht, wie ihm geschieht, doch ehe er etwas fragen kann, ist Schleich aus dem Lokal gestürzt.

*

Aus seiner chirurgischen Praxis wusste Schleich um die Gefährlichkeit einer Vollnarkose durch Chloroform oder Äther. Schleich gehörte zum Kreis des Pharmakologen Oskar Liebreich und kannte dessen Untersuchungen über Substanzen, die nach Einspritzungen örtliche Unempfindlichkeit hervorriefen. Man hatte bereits verschiedentlich versucht, bei kleineren Operationen statt der »Allgemeinnarkose«, wie die Vollnarkose genannt wurde, chemische Mittel wie Kokain oder Vereisung einzusetzen, um dabei die Taubheit zu nutzen, die sie auf der Haut bewirkten. Schleich ging in den nächsten Monaten die Problematik physikalisch an. Er spritzte wie Liebreich Lösungen aus Kokain, Morphium und Kochsalz, aber stark verdünnt, um die Gewebsflüssigkeit durch eine mit hoher Spannung zu ersetzen. Dieses Infiltrat indifferenter Flüssigkeit schaltete tatsächlich die Nervenleitung aus und machte so das Operationsfeld vollständig unempfindlich. Er erprobte die Methode zunächst an sich selbst, dann an anderen Ärzten und schließlich an Kranken. Nicht nur kleinere Fingeroperationen, sondern auch Unterbindungen, Geschwulstentfernungen und Bauchschnitte konnten jetzt völlig schmerzlos ohne Vollnarkose ausgeführt werden.

*

800 deutsche Chirurgen versammelten sich im Oktober 1892 im großen Saal der Deutschen Gesellschaft für Chirurgie in der Ziegelstraße, direkt am Ufer der Spree. Den Vorsitz hatte Rudolf Virchow inne, der das Wort ergriff: »Ich bitte um Aufmerksamkeit für Herrn Doktor Carl Ludwig Schleich und die Infiltrationsanästhesie oder auch lokale Anästhesie und ihr Verhältnis zur allgemeinen Narkose, also der Inhalationsanästhesie!«

Schleich begann seinen Vortrag: »Es ärgerte mich schon seit längerem, dass selbst für kleinere Eingriffe immer eine Vollnarkose mit dem Risiko des Narkosetodes gegeben wird.« Seine trainierte Gesangsstimme erfüllte den Hörsaal. »Deshalb beschäftigte ich mich intensiv mit der Narkotisierung von Nervenbahnen und entwickelte daraus die Lokalnarkose durch gezielte Infiltration. Sie beruht auf der bekannten betäubenden Wirkung von Kokain. Aber mein wichtigstes Anästhetikum ist eine indifferente Flüssigkeit: Wasser!«

Schleich führte seine Forschungsergebnisse sorgfältig mit allen Resultaten aus, auch seine Vermutungen über die Funktion der Neuroglia, und trotzdem hatte er das Gefühl, dass seine Worte zwar akustisch alle erreichten, aber im Leeren verhallten. Ihm wurde unbehaglich. Je länger er sprach, je genauer er den Nutzen und die Art seiner Entdeckung ausführte, um so stärker spürte er den Unglauben der Chirurgen.

»Durch das von mir verwendete niedriger konzentrierte Kokain wird die Toxizität vermindert, und größere Körperareale können betäubt werden.«

Als Schleich geendet hatte, herrschte im Saal eisiges Schweigen. Um die Bedeutung seiner Entdeckung herauszustreichen, fügte er noch hinzu: »Jetzt, da für viele Operationen ein unschädliches Verfahren gefunden ist, darf die gefährlichere Allgemeinnarkose aus moralischen und strafrechtlichen Gründen nicht mehr angewendet werden.«

Es kam Bewegung in die Chirurgen, die in eine Welle

der Empörung umschlug. »Was für eine Unver-
schämtheit!«, »Unglaublich!« und ähnliche Rufe
erklangen. Der königlich-preußische Geheime Ober-
medizinalrat Heinrich Adolf von Bardeleben empör-
te sich: »Diese Unverfrorenheit, diese Beleidigungen
müssen wir nicht hinnehmen. Ich entziehe Doktor
Schleich das Wort! Er stellt uns als Kriminelle dar!«
Wieder kam es zu Zwischenrufen: »Wissenschaftlicher Unfug!«, »Taschenspielertricks!«
»Kürzen wir das Ganze ab!«, sagte von Bardeleben
aufgebracht. »Ist jemand von der Wahrheit dessen,
was uns hier entgegengeschleudert wurde, überzeugt? Dann bitte ich, die Hand zu heben.«
Keine einzige Hand im Saal erhob sich.
In höchster Erregung schrie Schleich: »Sie lassen über
die Richtigkeit einer neuen wissenschaftlichen Methode abstimmen? So etwas hat es bis dato in der deutschen Medizin nicht gegeben!«
Wütend wandte er sich zum Ausgang. Der Einzige,
der ihm folgte, war sein Vater. Schleich drehte sich
um. Das Herz schlug ihm bis in den Hals aus Furcht
vor dem bekümmerten Blick seines alten Herrn. Der
aber schmunzelte und rief so laut, dass es im ganzen
Saal zu hören war: »Diese Hornochsen! Diese Leute
sind ja blödsinnig!«
Laut lachend verließen Vater und Sohn die versammelten Chirurgen. Noch als sich die Tür hinter ihnen
geschlossen hatte, waren sie zu hören. Ihre explosive
Heiterkeit steigerten sie bei Hiller mit einer Flasche
Romanée mousseux.

Schleich senior schrieb von da an wilde Streitschriften für seinen Sohn.

Schleich junior wurde die Genugtuung zuteil, zwei Jahre später auf dem Chirurgenkongress unter dem Mediziner Ernst von Bergmann seine Methode an Erkrankten mit Erfolg vorzuführen. Aus aller Welt strömten ihm Schüler zu, und die führenden chirurgischen Kliniker überwiesen ihm Patienten. Schleichs Werk »Schmerzlose Operationen, Örtliche Betäubung mit indifferenten Flüssigkeiten« erlebte viele Auflagen, in deren Vorworten er die Ärzte beschimpfte, was ihn in der Zunft nicht beliebter machte.

Er wandte sich schließlich ganz von der Medizin ab und wurde Gegner ihrer wissenschaftlichen Methoden und Ethik. Im Glauben an die »gewebsbildende Fähigkeit der Idee« und an Seelenwanderung starb Carl Ludwig Schleich 1922 in Bad Saarow.

Robert Kochs Schwindelsucht

Vorgeschichte

Noch heute sterben an keiner Infektionskrankheit mehr Menschen als an Tuberkulose. Pro Jahr sind es etwa anderthalb Millionen. 1839 taufte der Arzt Johann Lukas Schönlein die Krankheit nach den besonderen Veränderungen, die das Gewebe der verstorbenen Menschen zeigte, »Tuberkulose«, abgeleitet von dem lateinischen tuberculum »Klümpchen« und der Endung -ose: »Krankheit«. Im 19. Jahrhundert wütete die Tuberkulose besonders unter den städtischen Armen der Industriellen Revolution. Die Mehrzahl der Opfer befand sich im produktiven Alter unter 45 Jahren. Ganze Familien wurden in den Mietskasernen dahingerafft. Mit den Menschen in engen Wohnungen und ihrer schlechten Ernährung hatte die Tuberkulose ähnlich leichtes Spiel wie heute mit den Bewohnern der Slums in den Megastädten Asiens, Afrikas und Lateinamerikas.
Doch die Tuberkulose grassierte nicht nur in den Arbeitervierteln. Die Dichter Matthias Claudius, Novalis, Molière, Anton Tschechow, Annette von Droste-Hülshoff, die Musiker Niccolo Paganini, Frédéric Chopin und Carl Maria von Weber starben daran. Auch im 20. Jahrhundert bekamen berühmte Leute »die Motten«: Franz Kafka, Jimmie Rodgers und Charles Bukowski. Unter den Ärzten und Wis-

senschaftlern erlagen besonders jene der Tuberkulose, die sich ihrer Erforschung widmeten, so der Augenarzt Albrecht von Graefe und der Arzt, Pharmakologe und Schüler Robert Kochs Paul Ehrlich. Selbst Fürsten blieben von der Schwindsucht nicht verschont, so konnten die besten Ärzte weder König Ludwig XIII. von Frankreich noch Joseph II. von Österreich retten.

Die Ursache der meist schleichend verlaufenden Krankheit war nicht bekannt. Bis zu Robert Kochs Zeiten wurden Syphilis, schlechte Luft oder Ausdünstungen des Bodens, das sogenannte Miasma, als Ursache der Krankheit angesehen.

Des Bazillus

Rudolf Virchow war die führende Kapazität in Berlin. Er hatte eine eigene Anschauung zum Thema Schwindsucht, sah in den schweren Formen der Lungenzerstörung durch Nekrosen eine Verwandtschaft zum Lungenkrebs. Dagegen glaubte Robert Koch vom Kaiserlichen Gesundheitsamt, dass er mit den bakteriologischen Methoden, die ihm bei der Erforschung des Milzbrandbazillus gedient hatten, auch den Erreger der Tuberkulose sichtbar machen und ihn in Reinkulturen züchten könnte. Mit seinen Mitarbeitern konnte er in systematischer Arbeit bei langen Versuchsreihen ein stäbchenförmiges Bakterium, er nannte es Bazillus, als Erreger der Tuberkulose identifizieren. Durch spezielle Färbemethoden, bei denen ihm Paul Ehrlich half, konnte er das Tuberkelbakterium unter dem Mikroskop sichtbar machen. In Tierversuchen an Meerschweinchen wies er nach, dass dieses Bakterium Tuberkulose auslöste.

Am 24. März 1882 gab er diese Entdeckung in einem epochemachenden Vortrag über die »Aetiologie der Tuberkulose« vor der Physiologischen Gesellschaft im Hygiene-Institut der Universität in der Dorotheenstraße bekannt. Zum ersten Mal in der Geschichte war die Identifizierung eines pathogenen Mikroorganismus gelungen. 1905 erhielt er für diese Entdeckung den Nobelpreis.

Nachdem nun der Erreger bekannt war, konnte man vorbeugende Maßnahmen gegen die Weiterverbreitung ergreifen. Tuberkelbazillen fanden sich nur an Orten, an denen sich Lungenschwindsüchtige länger aufhielten, beispielsweise in deren Wohnungen, wenn die Kranken die Gewohnheit hatten, auf den Boden oder ins Taschentuch zu spucken. Dann waren die Bazillen im Staub, an den Wänden und Betten. Kam der Auswurf auf den Boden, trocknete er, wurde beim Darüberlaufen zu einem feinen Pulver zerrieben, mischte sich durch die langen Kleider der Frauen der Luft bei und wurde eingeatmet. Noch gefährlicher waren Taschentücher, denn der Auswurf darin trocknete durch die Körpertemperatur besonders rasch, das Herausziehen und Entfalten zerstäubte und zerrieb ihn. Dagegen konnten sie in Wohnungen, in denen sich die Kranken eines Spucknapfes zur Entleerung ihres Auswurfs bedienten, nicht nachgewiesen

werden. So war die Aufstellung solcher mit Karbol-
lösung gefüllten Näpfe auch in öffentlichen Gebäu-
den so ziemlich die einzige Maßregel zur Vorbeu-
gung, die getroffen werden konnte.

Die Suche nach einem Heilmittel

Nachdem Robert Koch in Ägypten 1884 den Cholera-
erreger entdeckt hatte, wurde er 1885 Direktor am
neuen Institut für Hygiene in Berlin und zum Professor für Hygiene berufen, auf einen Lehrstuhl, den
man eigens für ihn geschaffen hatte. Als Mitglied der
Prüfungskommission der Militärärztlichen Akademie
trug er die Uniform eines preußischen Generals. Doch
Lehre und Prüfungen waren ihm verhasst, und die
ständigen Hygienekurse für Ärzte langweilten ihn. Er
kam nicht mehr dazu, etwas von Belang zu veröffent-
lichen.

Kochs Pariser Erzkonkurrent Louis Pasteur hatte erste
Impfstoffe entwickelt – das Pasteur-Institut war für
ihn eingerichtet worden. Dagegen stand Kochs Kar-
riere auf der Kippe. Nicht nur wissenschaftlich schien
ihm seine Situation aussichtslos, auch privat war er
am Ende und hatte keine Hoffnung, seine zerrüttete
Ehe zu retten.

1887 testete sein Mitarbeiter Georg Cornet eine Reihe
von Mitteln gegen Tuberkulose in Tierexperimenten.
Ziel war eine Art innere Desinfektion, das Gewebe
sollte selbst mit den Antisepticis durchtränkt und so
zu einem ungünstigen Nährboden, gleichsam sterili-

siert werden. Doch Arsen und das Teerderivat Kreosot erwiesen sich im Tierversuch an Meerschweinchen als komplett unwirksam.

Im Mai 1889 untersuchte Koch neue chemische Präparate, unter anderem Anilinfarben der Hoechst-Werke, und mischte die Substanzen in Nährgelatine, die er mit Erregern beimpfte. Koch testete allein im Februar 1890 über 100 Chemikalien, ohne Erfolg. Seine Strategie der Desinfektion der Keime in Kulturschalen war gescheitert.

Anfang April begann der Mikrobenjäger dann eine neue Serie von Tierversuchen mit einer neuen Strategie. Das Versuchsprotokoll vom 11. April dokumentiert die Impfung einiger Meerschweinchen mit Tuberkulosebazillen.

Im Frühsommer fand Koch ein Verfahren zur Sterilisation von Keimen, den so hergestellten löslichen Glycerinextrakt aus toten Bakterien nannte er Tuberkulin.

Das Wundermittel

Fast 6 000 Ärzte besuchen im August 1890 den X. Internationalen Medizinischen Kongress in Berlin. Die Tagung findet im eigens dafür umgebauten Zirkus Renz statt. Drei Redner eröffnen die Sitzung: Rudolf Virchow, Joseph Lister und Robert Koch. Die »Berliner Klinische Wochenschrift« schreibt: »Verehren wir alle in Virchow den Begründer der neueren medizinischen Forschung überhaupt, so bezeichnet uns der Name Lister den größten, segensreichsten Fortschritt praktischer Heilkunst während unserer Zeit, derjenige Kochs die Erschließung eines neuen, zunächst rein wissenschaftlichen Arbeitsfeldes, dessen unermeßliche Bedeutung auch für die eigentliche Medizin von Tag zu Tag mehr hervortritt.«

Als Robert Koch am 4. August ans Rednerpult tritt, um seinen Vortrag »Über Bakteriologie« zu halten, ahnt niemand die Sensation, die bevorsteht. Seit der Entdeckung des Erregers 1882 hat Koch nichts mehr zur Tuberkulose veröffentlicht. Doch nun, zum Ende seines Vortrags, beugt er sich über das Pult und spricht über noch nicht abgeschlossene Versuche.

Gebannt hören ihm die versammelten Ärzte zu. Obwohl Koch die chemische Zusammensetzung seines Extraktes nicht kennt, stellt er Tuberkulin in eine Reihe mit seinen erfolglosen Desinfektionsversuchen mit Chemikalien und behauptet, entgegen seinen experimentellen Ergebnissen: »Ich habe nach langem Suchen ein Heilmittel entdeckt, das nicht nur im Reagenzglas, sondern auch im Tierversuch das Wachstum der Tuberkelbazillen aufzuhalten imstande ist.« Robert Koch hält stolz ein Fläschchen Tuberkulin hoch und ruft: »Ich glaube, ich habe es hier drin.«

Die Geißel der Menschheit, die Schwindsucht, ist endlich besiegt!

Dass Tuberkulin ein Bakterienextrakt und keine definierte chemische Substanz ist, verschweigt er, und auch über sein unwissenschaftliches Konzept des »Aushungerns« verliert er kein Wort: »Äußerst stark wirkende Gifte, und ihre Darstellung erfordern so große wissenschaftliche Vorstudien, Geschicklichkeit und peinlichste Sorgfalt, dass nur wenige imstande sein würden, das Mittel in zuverlässiger Güte herzustellen, auch wenn seine Zusammensetzung oder Darstellung bekanntgegeben würde. Einer der bedeutenden Sache ungemein schadenden Nachahmung und damit der größten Gefährdung der Menschenleben wäre damit Tür und Tor geöffnet.«

Koch schließt seine Ausführungen: »Es ist der Tag der Entscheidung im Kampf gegen die kleinsten, aber gefährlichsten Feinde des Menschengeschlechts.« Seine Worte lösen Begeisterungsstürme aus. Wenn Robert Koch über eine Tatsache dieser Tragweite berichtet, muss diese wahr sein.

Die Berliner Stadtverordneten ernennen Koch zum 42. Ehrenbürger.

Tuberkulin-Rausch

Es folgte ein Tuberkulinrausch, der nach kurzer Euphorie in ein Desaster münden sollte. Der Chirurg Ernst von Bergmann inszenierte auf Betreiben Kochs in Anwesenheit hochrangiger staatlicher Prominenz öffentlich eine Demonstration von Tuberkulininjektionen an Kranken. In der Fachpresse häuften sich Berichte über zuvor undenkbare Heilungen. Die internationale Tagespresse erging sich in täglichen Hymnen über das »Kochsche Heilverfahren«.

Am 13. November 1890 erschien, pünktlich zum Verkaufsbeginn des dubiosen Mittels, in einem Sonderheft der »Deutschen Medizinischen Wochenschrift« Kochs Mitteilung über sein Heilmittel und über dessen angebliche Wirkungen auf gesunde und auf tuberkulös erkrankte Menschen und Versuchstiere, eine sehr geschickt inszenierte Markteinführung. Obwohl bisher nicht einmal 50 Kranke das Tuberkulin erhalten hatten, erklärt Koch es in dem Artikel bereits zur ungefährlichen Arznei, durch die nicht nur die schwere Hauttuberkulose Lupus, sondern auch eine beginnende Schwindsucht Phthisis mit Sicherheit zu heilen sei.

Das Tuberkulin sollte ganz anders funktionieren als die Säuren, Laugen, Gifte und Farbstoffe, mit denen Koch vorher erfolglos experimentiert hatte, was Koch immer noch genauso verschwieg wie die Zusammensetzung seines Wundermittels:

»Nur soviel steht fest, dass es sich nicht um eine Abtötung der im Gewebe befindlichen Tuberkelbazillen handelt, sondern dass nur das Gewebe, welches die Tuberkelbazillen einschließt, von der Wirkung des Mittels getroffen wird.« Denn: »Das Mittel müssen wir uns als ein Gegengift gegen das von den Tuberkelbazillen gelieferte Gift vorstellen; das ergriffene Gewebe fällt der chemischen Umsetzung zwischen Gift und Gegengift zum Opfer; sagen wir, es verbrennt.«

Skeptische Beobachtungen wie die der Nebenabteilung für innerlich Kranke an der Charité, die das Tuberkulin seit September an Patienten erprobt hatte, fanden keinen Eingang in das begehrte Sonderheft. Berlin verwandelte sich so in einen Wallfahrtsort, aus aller Herren Länder strömten Ärzte und Tausende Tuberkulöse hierher, die einen, um das Verfahren kennen zu lernen, die andern, um sich behandeln zu lassen. Die Berliner Polizei sorgte sich um die wachsende Ansteckungsgefahr. Wilde Kliniken entstanden, selbst Kaffeehäuser wurden über Nacht in Tuberkulin-Heilanstalten umgewandelt. Gewaltig war der Enthusiasmus in der ganzen Welt. Koch löste bei Laien und Fachleuten eine Begeisterung aus, wie er sie zuletzt bei seiner Entdeckung des Tuberkel-Bazillus erlebt hatte.

Aber langsam mischten sich kritische Stimmen in die blinde Euphorie. Im britischen Lancet distanzierte sich schon Mitte November ein hellsichtiger Korrespondent von der Massenhysterie und fragte, was denn all die Mediziner in wenigen Tagen sehen und lernen wollten, wo Tuberkulose doch eine chronische Krankheit sei. Es sei »klüger, die praktischen Resultate abzuwarten«.

Millionen für Koch

Koch ging sofort aufs Ganze: Noch während das Mittel erprobt wurde, ließ er sich von seiner ungeliebten Hygieneprofessur beurlauben und versuchte, seine 1885 gescheiterten Pläne für ein selbständiges Institut wieder zu beleben. In einem Schreiben an den zuständigen Minister Friedrich Althoff vom 5. Dezember

1890 kalkuliert er den Profit eines Instituts auf der Basis einer Tagesproduktion von 500 Portionen Tuberkulin auf 4,5 Millionen Mark jährlich: »Was die Aussichten auf einen hinreichenden Absatz der produzierten Mengen betrifft, so erlaube ich mir ganz gehorsamst Folgendes zu bemerken. Auf eine Million Menschen kann man durchschnittlich 6-8000 rechnen, welche an Lungentuberkulose leiden. Auf ein Land mit 30 Millionen Einwohnern kommen also mindestens 180 000 Phthisiker.« Das sind Schwindsüchtige. Der Verkauf müsste zu Kochs Gunsten erfolgen, erst nach sechs Jahren sollen die Rechte, als Gegenleistung für die Finanzierung eines eigenen Instituts, auf den Staat übergehen. Dann wäre Koch nach seiner Rechnung 27 Millionen Mark reicher.

Während die Öffentlichkeit im Preußischen Landtag Koch als Wohltäter der Menscheit feierte, war man im preußischen Kultusministerium beunruhigt über seine Geldgier. Die preußischen Behörden versuchten ihn zum Verzicht auf die direkte Ausbeutung des Mittels und zur Annahme einer Dotation zu bewegen. Koch leistete Widerstand und pokerte um die Höhe der Zuwendung, indem er auf verlockende Angebote aus den USA verwies.

Anfang Dezember 1890 handelte die Kultusbehörde eine Einigung mit Koch aus, nach der dem Wissenschaftler eine Million Mark, seinem Schwiegersohn immerhin noch 250 000 Mark zukommen sollen. Die Einigung wurde aber von Reichskanzler Caprivi gestoppt: »Wir würden uns schweren Nachteil zufügen, wenn wir auf einem Gebiete, auf welchem Deutschland sich bisher des unbestrittenen Rufes idealen Strebens erfreute, den deutschen Denker als gewinnsüchtig erscheinen ließen. Kann sich Herr Dr. Koch auf diesen Standpunkt nicht stellen, so ist es nach meinem unmaßgeblichen Dafürhalten Sache der Staatsregierung, das wenigstens nicht nach außen zu offenbaren und gleichsam als berechtigt anzuerkennen.«

Menschenversuche

Im Januar 1891 war klar, dass alle gesunden Geimpften ziemliches Glück hatten, sich dadurch nicht mit Tuberkulose zu infizieren, und die Kranken deutlich schneller starben. Koch ließ das kalt.
Er spritzte weiter und betonte bei jeder Gelegenheit, wie gesichert und ungefährlich Tuberkulin sei und rief dazu auf, nach Herzenslust damit zu experimentieren. Ernst von Leyden spritzte an der Charité das Mittel über 130 Patienten: die merklich schneller sterbenden Kranken flehten, die tödliche Kur abzubrechen. Es gab keinen Zweifel mehr, dass Tuberkulin die Krankheit verschlimmerte. Gesunden oder anderweitig Kranken wurden ohne ihre Einwilligung und ohne ihr Wissen Tuberkulin gespritzt.
Da Koch sich weigerte, die Ergebnisse seiner tierexperimentellen Arbeiten offenzulegen, versuchten im Frühjahr 1891 verschiedene Forscher mit Meerschweinchen, Kaninchen und Affen die behaupteten

Heilungsvorgänge nachzuvollziehen. Doch auch hier starben die behandelten Tiere schneller als die unbehandelten.

Nun musste Koch den vielfachen Forderungen nachkommen und endlich etwas über die Zusammensetzung seines Mittels bekanntgeben. Am 15. Januar veröffentlichte er eine weitere, allgemein gehaltene Beschreibung des Tuberkulins.

Koch erklärte: »Einige der mit Tuberkulin geimpften Tiere, die danach noch mehrfach mit einem Extrakt in Alkohol abgetöteter Tuberkelbazillen geimpft wurden, lebten überraschend länger, anstatt wie erwartet noch schneller dahinzusiechen. Nach der Autopsie fand ich, dass der Impf-Extrakt offenbar nicht direkt gegen die Bakterien wirkt, sondern ein Absterben des Gewebes rund um den Infektionsherd auslöst. Mein Extrakt enthält eine Substanz, die Erreger am Infektionsherd aushungert.«

Vernichtende Kritik durch Virchow

Czerny und von Leyden hatten bereits gefordert, Koch möge sein Geheimrezept bekanntgeben, wie auch Virchow verlangte, Koch habe seine Tierexperimente offenzulegen.

Als Anfang Januar 1891 Rückfälle selbst bei den wenigen Patienten auftraten, auf die sich bisher der Ruhm des Mittels gründete, übte der berühmte Pathologe Rudolf Virchow erste vernichtende Kritik. Virchow wies bei Leichen frische Tuberkeln an der Injektionsstelle nach, was Kochs Geheimmittel erst einmal als unwirksam auswies. So wie er sich die Heilungsprozesse vorstellte, fanden sie erwiesenermaßen nicht statt.

Im Sommer 1891 war Kochs neues Institut fertig. Das Interesse an Tuberkulin hatte merklich nachgelassen. Ende des Jahres war von der Euphorie nichts mehr zu spüren. Weil das Mittel zwar für viele Tote sorgte, aber keine Besserung brachte, wuchs der Druck auf Koch, mehr über die immer noch unklare Herkunft des Mittels bekanntzugeben. Bis dahin hatten die Ärzte der Welt mit einer völlig unbekannten Substanz, einem Geheimmittel, zu experimentieren, auf das sie nur wegen der wissenschaftlichen Reputation Robert Kochs vertrauten.

Im Oktober musste Koch so detaillierte Angaben zur Herstellung des Tuberkulins publizieren, dass er befürchtete, sie könnten als Rezept verwendet werden. Koch war bange um seinen Profit. Nun erfuhren die Ärzte, dass Tuberkulin nichts anderes als Kalbfleischbouillon mit Pepton und Glycerin sowie Tuberkelbazillenkulturen war. Koch wusste nicht, welche Bestandteile sein Mittel im Einzelnen enthielt und welche Substanz für die behauptete Heilwirkung verantwortlich sein sollte.

Flucht nach Ägypten

Der preußische Staat übergab Koch die Leitung des eigens für ihn gegründeten Königlich Preußischen Instituts für Infektionskrankheiten an der Charité mit einer Experimentellen und einer Klinischen Abteilung. Kochs Befreiungsschlag gegenüber der Kultusververwaltung war durch den Flop mit dem Tuberkulin gescheitert. Statt Freiheit zu gewinnen, war seine Abhängigkeit von der preußischen Wissenschaftspolitik gewachsen.

Kochs Fischzug im Trüben, mit dem er sich große Reichtümer erhofft hatte, war vorerst beendet. Im Dezember flüchtete er nach Ägypten, an den Ort früherer Triumphe. Die Debatte in Berlin konnte Koch aus sicherer Entfernung ignorieren. In seiner Abwesenheit wurde der Öffentlichkeit immer klarer, dass das Tuberkulin die behauptete spezifische Wirkung nicht besaß. Damit nicht genug, nicht einmal Robert Kochs mit Tuberkulin geheilte Meerschweinchen oder auch nur Präparate davon konnten gefunden werden.

Im Oktober und November 1892 wurde das neue Institut unter dem zurückgekehrten Koch zum Schauplatz von Menschenversuchen mit Tuberkulin, die nun völlig geheim blieben. Da Koch und seine Komplizen eine eigene Krankenstation hatten, konnten sie unbehelligt spritzen und injizieren, was das Zeug hielt. Keiner der Patienten wurde nach seiner Einwilligung gefragt.

Koch beauftragte den Chemiker Bernhard Proskauer vom Institut für Infektionskrankheiten, das Mittel durch neue Herstellungsverfahren und veränderte Anwendung zu verbessern.

Starrsinnig hielt Robert Koch an seinem dysfunktionalen Medikament fest: 1897 stellte er neues »Tuberkulin T. R.« vor, das genauso wenig heilte wie sein Prototyp. 1901 erteilte er Ratschläge zu dessen sachgemäßer Anwendung und versuchte noch 1909, ein Jahr vor seinem Tod, das Medikament zu optimieren.

1910 bezog er in Baden-Baden im Sanatorium Dr. Dengler sein Quartier, am Abend des 27. Mai fand ihn der Arzt kurz vor dem Essen tot an der geöffneten Balkontür mit Blick über die Oos. Sein Wunsch, keinen »Strohtod« im Bett sterben zu wollen, hatte sich erfüllt. Kochs Urne wurde in sein Institut nach Berlin gebracht und dort hinter einer Gedenkplatte aufgestellt.

Nachtrag

Impfungen mit Tuberkulin in großen Feldversuchen bewirkten in Indien bis in die 1970er Jahre eine Zunahme der Schwindsucht.

Tuberkulin gibt es immer noch, in der Homöopathie wird es bis heute in ungefährlicher Verdünnung gegen Tuberkulose angewendet, geheilt wurde dadurch noch niemand.

Wegen der Vorgänge um Tuberkulin hatte es 1899 den sogenannten Preußischen Runderlass gegeben, der festlegte, dass therapeutische Forschung nur zum Nutzen und mit freiwilliger Zustimmung der Kranken betrieben werden dürfe.

Betäubung durch Bier
Wie die Spinalanästhesie getestet wurde

Der Chirurg August Carl Gustav Bier ist nicht nur berühmt als Erfinder des Stahlhelms und Beschützer der roten Waldameise. Bevor er bis zu seiner Emeritierung 1932 fünfundzwanzig Jahre die Chirurgische Klinik in der Ziegelstraße leitete, war er bereits in die Geschichte der Medizin eingegangen: Als Erster probierte er die Spinalanästhesie aus und führte sie in die klinische Praxis ein. Bei der Spinalanästhesie werden durch eine lokale Betäubung die Nerven des Rückenmarks gehemmt.

*

August Bier ist Assistent an der Chirurgischen Universitätsklinik Kiel. Dort beginnt er, gemeinsam mit seinem Assistenten August Hildebrandt, seine Versuche zur Lokalanästhesie mit einer Injektion von Kokain-Lösung direkt in den Rückenmarkskanal. Es ist der 24. August 1898. Bier liegt entkleidet bäuchlings auf der Liege seines Sprechzimmers, sein Assistent Hildebrandt sticht ihm die Nadel in die Verlängerung des Rückenmarks im unteren Lendenbereich, den sogenannten Lumbalsack. Als er das Lokalanästhetikum injizieren will, passen die Pravazsche Spritze und Kanüle nicht aufeinander. Die gesamte für die Betäubung bestimmte einprozentige Kokainlösung und eine große Menge Rückenmarksflüssigkeit tropfen auf Liege und Fußboden. Hildebrandt wischt auf, Bier zieht sich an:

»So eine Pleite, die ganzen Vorbereitungen für die Katz!«

»Dann ist es wohl an mir!«

»Das wäre wunderbar, aber Sie sind dazu nicht verpflichtet.« Doch Hildebrandt streift sich bereits die Unterhose herunter und legt sich auf die Liege. Bier spritzt ihm mit der korrekten Kanüle einen halben Kubikzentimeter mit 5 Milligramm Kokain in den Wirbelkanal.

»So, Sie können sich umdrehen«, fordert Bier ihn auf, »jetzt brauchen wir nur noch etwas zu warten.«

Hildebrandt dreht sich auf den Rücken, Bier monologisiert: »Durch die Lokalanästhesie in der Wirbelsäule, wo alle Nerven des Körpers nach ihrer Position geordnet zusammenlaufen, muss es möglich sein, eine gezielte Betäubung vorzunehmen. Ich habe es bereits bei mehreren Beinamputationen damit probiert. Was uns aber fehlt, ist eine ernsthafte Systematik.«

Als Hildebrandt zehn Minuten später die große gestielte Nadel, eine sogenannte Ahle, in Biers Hand sieht, schaut er lieber weg und starrt angestrengt an die Decke. Bier sticht die Ahle in Hildebrandts Oberschenkel. Hildebrandt zeigt keine Reaktion, also drückt Bier die Ahle tiefer und noch tiefer, bis der Knochen sie stoppt. Bier bohrt sie hinein und fragt: »Spüren Sie etwas?«

»Einen leichten Druck, aber nicht den geringsten

Schmerz.« Zufrieden zündet Bier sich eine Zigarre an und drückt sie nach ein paar Zügen in Hildebrandts Unterschenkel. Es zischt und riecht nach verbranntem Fleisch.

Hildebrandt lacht: »Ich spüre nichts!«

Schmunzelnd führt Bier Protokoll. Nachdem er die Zigarre zur Hälfte aufgeraucht hat, beginnt er, Hildebrandts Schamhaare auszureißen.

»Merken Sie etwas?«, fragt er.

»Kann es sein, dass Sie mich in den Hoden kneifen?«

»Nein, nein, ich reiße Ihnen nur die Schamhaare aus. Ich probiere es mal mit Ihren Brusthaaren!« Bier greift einige Brusthaare oberhalb der Warzen und reißt sie ebenfalls aus.

»Autsch!«, schreit Hildebrandt.

»Da haben Sie es!«, sagt Bier. »Haben Sie den Unterschied bemerkt? Darum genau geht es. Die Betäubung setzt unterhalb des Lendenwirbels ein. Ich notiere einmal: *An den Brusthaaren wird das Ausreißen der Haare dagegen als lebhafter Schmerz empfunden.* Hätte ich Sie im oberen Teil des Wirbelkanals anästhesiert, dem von Armen, Schultern und Brust, hätten Sie eben nichts gespürt. Die Kokainlösung wirkt betäubend auf diese Nerven, so dass je nach Ort und Stärke der Injektion der Körper bis zu einer bestimmten Höhe schmerzunempfindlich wird. Ich probiere mal etwas an Ihren Füßen. Sagen Sie mir, was Sie spüren, besonders, wenn es unangenehm wird.« Bier nimmt den mittleren rechten Zeh und biegt ihn nach oben.

»Ich spüre etwas, aber es ist nicht unangenehm.«

Bier greift den großen Zeh des linken Fußes und biegt ihn ebenso nach oben, bis er rechtwinklig absteht, und noch weiter, bis er fast den Fußrücken berührt. Es knackt, und Bier hat den Zeh auf dem Spann angelegt.

»Also das Knacken war nicht so schön, aber ansonsten ist es nicht unangenehm, kein Schmerz.«

»Wunderbar!« Bier schreibt auf: *Starkes Überbiegen der Zehen ist nicht unangenehm.* Bier nimmt den bereitliegenden Eisenhammer und schlägt Hildebrandt kräftig aufs rechte Schienbein.

»Nein«, sagt der Assistent, »aber das Geräusch hört sich schön an.«

Bier schlägt mit etwas größerer Wucht auf Hildebrandts linkes Schienbein. Der spürt noch immer keinen Schmerz. Bier schreibt weiter Protokoll, raucht die Zigarre zu Ende und drückt sie aus, im Aschenbecher. Er wendet sich wieder Hildebrandt zu, greift nach dessen Hoden und zieht daran: »Merken Sie jetzt etwas?«

»Nein, jedenfalls ist nicht schmerzhaft.«

Bier quetscht den Hoden, so stark er kann.

»Nicht unangenehm!«, sagt Hildebrandt. Bier zieht an dem Hoden und drückt ihn gleichzeitig mit voller Kraft. Hildebrandt zeigt immer noch keine Reaktion. Zufrieden schreibt Bier es auf: *Nach 25 Minuten: Starkes Drücken und Ziehen am Hoden ist nicht schmerzhaft.*

Die nächsten zehn Minuten unterhalten sie sich über Robert Koch, der gerade von seiner Afrika-Reise zurückgekehrt ist und im Central-Hotel festlich empfangen worden ist. Ab und an sticht Bier noch mit der Ahle in die Beine seines Probanden, aber der empfindet nichts.

»Jetzt merke ich doch etwas.« Sorgenvoll sieht Hildebrandt auf seine malträtierten Extremitäten.

»Hier auch?«, fragt Bier und sticht ihm ins Knie.

»Ja, ein Brennen, ja, sowohl am rechten wie auch am linken Bein spüre ich leichten Schmerz.«

Bier ist sehr zufrieden:

»Immerhin, mit nur 5 Milligramm Kokain habe ich zwei Drittel ihres Körper für eine Dreiviertelstunde anästhesiert!« *Nach 45 Minuten kehrte das normale Schmerzempfinden zurück,* schreibt Bier. Sie sind fertig.

»Das müssen wir feiern«, lädt er seinen Assistenten ein. »Dieser Abend geht auf mich!«

Sie gehen essen, schlürfen zu einer Flasche 1869er Chaát d'Arcin Mock-Turtle-Suppe und lassen sich ein Kalbsmilch-Ragout in Coquillenschalen und Hand-Pastetchen samt Rare-bit mit geröstetem Brot schmecken.

»Kennen Sie den Jules Verne der Volkswirtschaft?«, fragt Bier.

»Sie meinen den amerikanischen Schriftsteller Edward Bellamy?«

Bier bestätigt es, als Klopffleisch mit Orangen- und Trüffel-Sauce nebst vier feinen Gemüsen gebracht werden: »Ich habe seinen ›Rückblick aus dem Jahre 2000‹ gelesen, das ist in so ziemlich jede Sprache der Welt übersetzt. Im Original hieß das Büchlein ›Looking backward‹. Die deutsche Übersetzung führte merkwürdigerweise den Titel ›Alles verstaatlicht‹.«

Zu Dorsch mit Austern-Sauce und Hummer-Salat ist die zweite Flasche Wein fällig, und Hildebrandt muss zugeben, dass er zwar vom kürzlichen Tod des Autors gehört, aber nichts von ihm gelesen hat. Sie rauchen Zigarren, bei Wildschweins-Kopf für Hildebrandt und Rehkeule mit gebratenen Kartoffeln für Bier wird die dritte Flasche Wein gebracht, und die nächsten Zigarren werden geraucht.

Bier referiert über Bellamys Roman: »Der Held schläft infolge einer hohen Morphiumdose ein und wacht im Jahr 2000 wieder auf. Er wird durch einen Arzt und dessen Tochter in die ihm völlig fremde Welt eingeführt. Man mag über den Sozialismus Bellamys und seine Weltbeglückungsideen denken wie man will, aber er wird der Nachwelt als Schriftsteller von seltener Eigenart, imponierender Fantasie und gewaltiger Darstellungskraft gelten.« Als Dessert entscheiden sie sich für Rheinwein-Gelée und gestürzte Créme von Schlagsahne und trinken zum Abschluss des gelungenen Tages alten Cap Vidonia.

Hildebrandt begibt sich bei bestem Wohlbefinden zu Bett.

Eine Stunde später, um Mitternacht, setzen starke Kopfschmerzen ein. Sie werden immer heftiger und sind in ihrer Intensität bald unerträglich. Hildebrandt setzt sich auf, brüllt, befürchtet, wahnsinnig zu werden, geht in die Küche, um sich Wasser ins Gesicht zu schütten und schreit noch einmal. Er versucht, ein Glas

Wasser zu trinken, doch ihm wird schon beim ersten Schluck so übel, dass er es wieder ausspucken muss.

Hildebrandt setzt sich in den Sessel, leiert das Grammophon auf, ohne dass er der Musik folgen kann und von den Schmerzen abgelenkt wird. Er spürt Schweißausbrüche, will aufstehen und kann es nicht.

Um ein Uhr steigert sich Hildebrandts Übelkeit, und ein Schwall von Rotwein und Wildschweinbrocken ergießt sich aus seinem Mund auf Nachthemd und Sessel. Das vor Stunden Verzehrte bahnt sich einen Weg ins Freie aus dem konvulsivisch zuckenden Hildebrandt, der versucht, die Küche zu erreichen.

Die Nacht und die nächsten Tage sind voller Schmerzen, seine Beine sind mit Blutergüssen gemasert, einige Prellungen fühlen sich wie Brüche an. Hildebrandt hat Schmerzen am ganzen Körper.

Bier hingegen schläft zufrieden ein und erwacht frisch und gesund.

*

1899 veröffentlichte August Bier seine Ergebnisse in der »Deutschen Zeitschrift für Chirurgie« unter dem Titel »Versuche über Cocainisierung des Rückenmarkes«. Hildebrandt wurde nicht als Mitautor aufgeführt. Die beiden zerstritten sich aus unbekannten Gründen und wechselten niemals wieder ein Wort.

Die Spinalanästhesie begann ihren Siegeszug, verbreitete sich rasch und gehört bis heute zu den Standardverfahren in der Medizin. Bier ging als Erfinder dieser Betäubungsmethode in die Geschichte ein und Hildebrandt als der Assistent, dem Bier die Hoden quetschte.

Hildebrandt habilitierte sich 1904 an der Charité, als einige chirurgische Assistenzärzte der Charité zu bestreiten begannen, dass Bier der Erfinder der Spinalanästhesie sei. Zu ihnen gehörte auch Hildebrandt.

Trotz dieser Angriffe erhielt August Bier den Ruf an die Berliner Fakultät und übernahm mit dem Sommersemester 1907 die berühmte Klinik in der Ziegelstraße. Hier konnte er seine Gegner entlassen. Die Berliner Zeitungen kritisierten dieses Vorgehen des »neuen Herren« als »eine Kränkung der Berliner Ärzteschaft«.

Bier vermehrte im folgenden Vierteljahrhundert den Weltruhm dieser Klinik, prägte mit seinen neuen Anschauungen wesentlich die Chirurgie und arbeitete bis in die letzten Tage seiner Amtszeit an der Weiterentwicklung der Lumbalanästhesie.

Hildebrandt dagegen wurde 1908 offiziell vom Dienst beurlaubt und aus dem 11. Berliner Ärzteverein wegen »inkollegialen und standesunwürdigen Verhaltens« ausgeschlossen. Trotzdem wurde er Chefarzt des Auguste-Victoria-Heims in Eberswalde, wo er sich als rücksichtslos, egoistisch und unverträglich erwies.

Nachsatz: Der US-Amerikaner James Leonard Corning hatte 1885 bereits ähnliche Versuche mit Kokain unternommen. In der Kontroverse um das erste erfolgreich durchgeführte Anästhesieverfahren dieser Art beanspruchten sowohl Bier als auch Corning diese Leistung für sich. Heute wird Corning die Schaffung der experimentellen und theoretischen Voraussetzungen für die Spinalanästhesie zugeschrieben, Bier die erfolgreiche Anwendung und anschließende Etablierung des Verfahrens in der Klinik.

Boykott gegen die Charité

Im Spätsommer 1892 wütet in Hamburg die Cholera. In Berlin ist man alarmiert, die Älteren erinnern sich noch an die schrecklichen Epidemien von 1831/32 und 1866, als jeweils Tausende starben. Magistrat und Stadtverordnete diskutieren vorbeugende Maßnahmen und verlangen von der preußischen Regierung einen Kredit von 300000 Mark für »erforderliche sanitätspolizeiliche Maßnahmen«.

Die Berliner Sozialdemokraten sind im Prinzip dafür, doch erscheint ihnen der Betrag angesichts der gefährlichen Situation zu knapp bemessen. Sie verlangen vom Gesundheitsamt, es solle alle sanitätswidrigen Zustände und Verhältnisse in Berlin aufspüren, ihnen nachgehen und sie rigoros bekämpfen. Die Mehrheit der Stadtverordnetenversammlung ist nicht daran interessiert.

Daraufhin veröffentlicht die SPD-Fraktion am 13. September 1892 im »Vorwärts« auf Initiative von Dr. Ignaz Zadek einen Aufruf, worin sie die Arbeiter Berlins und der Umgebung dazu aufruft, gegen die Missstände bei den Wohnverhältnissen und der Ernährung selbst vorzugehen. Eine »Sanitätskolonne von Freiwilligen« soll gebildet werden, um alle gravierenden Mängel in Wohnungen, auf Höfen, Straßen, Plätzen und in den Fabriken zu melden. Doch es gibt noch eine Institution, die überprüft werden soll: die königliche Charité.

Im Oktober 1892 wird die Arbeiter-Sanitätskommission gegründet und Zadek zum ersten Vorsitzenden gewählt. Der »Vorwärts« veröffentlicht nun jede Woche Mitteilungen der Kommission über sanitätswidrige Zustände in Wohnungen und Fabriken.

Neben Zadek sind der Hautarzt Dr. Alfred Blaschko und seine Arztkollegen Paul Christeller und Karl Kollwitz fachliche Mitstreiter in der Kommission. Dr. Adolf Braun, Schwager der Schriftstellerin und Frauenrechtlerin Lily Braun, ist für die regelmäßige Veröffentlichung im »Vorwärts« zuständig. Gustav Dietrich, Zimmerpolier und Gründer des »Lehrkursus der Berliner Arbeiterinnen und Arbeiter zur ersten Hilfe bei Unglücksfällen«, aus dem später die Arbeiter-Samariterkolonne Berlin hervorgeht, kann seine Sanitäter als Kontrolleure einsetzen. Er organisiert unauffällig, aber effizient den gesamten Apparat. Unterstützt wird er von vielen Frauen, darunter Emma Ihrer, die 1881 den »Frauen-Hilfsverein für Handarbeiterinnen« gegründet hatte, und der Gewerkschafterin Mathilde von Hofstetten. Später arbeitet auch August Bebels Hausarzt Dr. Raphael Friedeberg in der Kommission mit.

Jeder gemeldete Missstand wird von zwei unabhängig vorgehenden Streifen überprüft.

Bei der Untersuchung der hygienischen Verhältnisse der Charité finden die Hygiene-Kommissare erschreckende Zustände vor. Die meisten Krankensäle sind marode. Nicht einmal 15 Kubikmeter Raum stehen pro Bett zur Verfügung, ungenügende Verpflegung und Behandlung, vergitterte Fenster, verschlossene Türen, Verbote über Verbote, Beschränkungen über Beschränkungen, nichts ist zu finden, was den Kranken den Aufenthalt etwas behaglich machen würde.

»Hier sucht man die Kranken durch Hunger zu kurieren«

Inzwischen schreibt man das Jahr 1893, und noch immer ist es schlecht bestellt um die Charité. »Sie genügt in gesundheitlicher und baulicher Hinsicht schon lange nicht mehr den Ansprüchen, welche die Neuzeit an ein derartiges Krankenhaus zu stellen berechtigt ist«, schreibt der zuständige Bauinspektor. Der baufälligen Klinik fehlen 57 Millionen Goldmark, doch der Finanzminister verweist auf die schlechte Wirtschaftslage und verweigert jede Unterstützung.

Ein Arbeiter berichtet im »Vorwärts« vom 24. August 1893: »Ich hatte das Schicksal, gegen 6 Wochen Insasse der Station 27 der Neuen Charitee zu sein. Zustände herrschen daselbst, die jeder Beschreibung spotten. Ich lag mit noch 24 Mann in einem Raum von 18 Metern Länge, 7 Metern Tiefe und 2,70 Metern Höhe. Beim Eintritt in den Saal kam mir eine erstickende Luft entgegen, welche während der Nacht einen schrecklichen Druck auf die Lunge ausübt. Noch schlimmer ist es in dem Abortraum. Auf genannter Station liegen durchschnittlich 70-80 Mann, welche sich mit zwei höchst unsauberen Klosets mit mangelhafter Nachspülung begnügen müssen. Im selbigen Raum stehen oft überfüllte Stechbecken, welche bei dieser Jahreszeit einen wahren Pestgestank verbreiten. Bei meiner Aufnahme glaubte ich nicht anders, als in ein Gefängniß gerathen zu sein, da ich mehrere verschlossene Thüren passiren mußte.«

Besonders entsetzlich sei es nachmittags von 16 bis 18 Uhr, wenn operiert werde. Es klänge, als würden die Menschen gefoltert und mit Knuten ausgepeitscht. Die Direktion spare an den Betäubungsmitteln Chloroform und Kokain und lege dem Patienten statt dessen ein Handtuch über den Mund, damit die Passanten der Invalidenstraße und des Alexander-Ufers nicht erfahren, was innerhalb der Mauern vorgehe.

»Es kommt oft vor, daß sich Kranke nicht ohne Betäubungsmittel operiren lassen wollen und dann unverrichteter Sache wieder abziehen. Ein jeder Handwerker ist verpflichtet, seine Arbeit zur Genüge fertig zu stellen, das ist aber bei den Herre Aerzten in der Neuen Charitee P. M. 27 nicht der Fall, denn die meisten der Kranken gehen häufig nur als scheinbar gebessert wieder heraus. Hier sucht man die Kranken durch Hunger zu kurieren, so daß viele nur deshalb wieder herausgehen.

Bei den Speisen bleibt sehr viel zu wünschen übrig. Als Aufbewahrungsort der Eßwaaren dient für je zwei Kranke ein Tischchen ohne Schubkasten, so daß dieselben stets und ständig dem Staub und Schmutz ausgesetzt sind. In selbigem Tischchen befindet sich ein Boden, wo die Uringläser stehen, welche jedenfalls keinen Veilchenduft von sich geben. Messer und Gabeln scheinen der löblichen Direktion auch ein überflüssiger Gegenstand zu sein; bettlägerige Kranke sind dadurch genöthigt, falls dieselben ihre Fleischportion Mittags nicht liegen lassen wollen, sie in dieselbe Hand zu nehmen, mit der sie vorher ihre äußerliche Arznei gebraucht haben.«

Auch Waschschüsseln sind nicht vorhanden, so können sich die Kranken nicht einmal die Hände waschen. Bettlägerige Kranke müssen sich gedulden, bis sich ein assistierender Waschschüsselträger erbarmt und ihnen die Schüssel des Arztes vorsetzt, andere müssen sich in der Küche unter der Leitung waschen, wo vorher noch die Uringläser ausgespült wurden.

»Hat es ein Kranker bis zum Rekonvaleszenten gebracht, wird ihm ein Spaziergang im Garten gestattet; dieser muß aber schon nach 1 $\frac{1}{2}$ Stunden wieder beendet sein und dann wird der Gefangene wieder hinter verschlossenen Thüren eingesperrt.

Die Insassen der kgl. Charitee finden sich auch in ihrer Ueberzeugung beschränkt, denn der Verkauf des ›Vorwärts‹ ist dem Zeitungsspediteur auf das strengste untersagt, könnten doch sonst leicht die Wärter bei ihrem erbärmlichen Lohn auf andere Gedanken kommen; das Gehalt eines Wärters im Alter von 25-30 Jahren beträgt monatlich, bei einer Dienstzeit von mehr als 16 Stunden, 20-25 M.«

Auch in der alten Charité sind die Zustände nicht besser. Ärzte werden nicht nach wissenschaftlicher Qualifikation angestellt, sondern rekrutieren sich in der Mehrzahl aus Medizinalpraktikanten, die ihr Studium abarbeiten. Einer der bemerkenswertesten Krankensäle ist dort das Zimmer 23.

Der Raum war früher eine Bodenkammer, entsprechend erreicht man den Raum auch nur über eine enge Bodentreppe. Der Krankensaal hat die Form eines langgestreckten Dreiecks, die eine Wand grenzt ihn wegen des Daches schräg ab, Stützbalken laufen quer durch den Raum. Die senkrechte Wand hat einige normale Fenster, die schräge Wand gegenüber nur zwei Luken. Die Fenster haben keine Vorhänge, so dass die sengenden Sonnenstrahlen ungehindert einfallen können. Der Raum ist im Sommer so heiß, wie er im Winter kalt ist. Wände und Balken sind mit weißlicher Ölfarbe übertüncht. Beleuchtung gibt es nicht.

Zwischen den Balken sind in drei Reihen 60 Betten aufgestellt, die allesamt mit Kranken belegt sind. Zwischen den Betten stehen Tischchen, auf denen Essen, Medikamente und Uringläser stehen, wenn nicht gar ein Stuhl diesem Zweck dienen muss.

Der Raum wird durch einen Holzverschlag in zwei ungleiche Hälften, durch eine dünne Bretterwand wiederum der Verschlag in zwei Abteile geteilt. Dort sind für 60 Personen zwei fragwürdige Klosetts untergebracht sowie die gefüllten Uringläser und Bettpfannen.

Belüftet wird die Toilette durch ein immer offenstehendes Fenster zum Nebenraum, der die Küche ist. Hier werden die Speisen verteilt. Dass sich jemand durch zu viel Essen den Magen verderben könnte, ist völlig ausgeschlossen, andere Ursachen dagegen sind wahrscheinlich, denn oft handelt es sich um vergammeltes Fleisch. Die Mahlzeiten müssen von den Kranken selber geholt werden. Das Wärterpersonal ist grob, ausgebildete Pfleger kann sich die Klinik kaum leisten, die Krankenwärter sind berüchtigt für ihre Rohheit. Auf Beschwerden hin erfahren die Kranken: »Wem es hier nicht passt, der kann ja gehen«

Die Küche ist gleichzeitig Badezimmer, denn an der Klosettwand ist eine Badewanne aufgestellt. Hier wird das Geschirr gespült, und die Kranken bekommen aus der Wasserleitung ihr Trinkwasser.

Die Hausordnung verpflichtet die Kranken, die ihr Bett verlassen können, zu Hilfsarbeiten. Dafür muss der Kranke oder seine Krankenkasse zwei Mark pro Tag an die königliche Charitéverwaltung zahlen.

Küster und Leichenfledderer

Die Sterblichkeit in der Charité ist hoch. Das gesamte Beerdigungswesen ruht in den Händen des Charitéküsters Ackermann, eines Beamten, der 2400 Mark im Jahr neben freier Wohnung, Heizung und Licht bezieht.

Ist in der Charité ein Kranker verstorben, erfolgt die Anzeige des Todesfalles an die Hinterbliebenen nicht, wie in allen Berliner Krankenhäusern, portofrei, sondern als »portopflichtige Dienstsache«, bei der die Empfänger zu zahlen haben.

Erscheinen die Hinterbliebenen, um die letzte schwere Pflicht zu erfüllen und das Begräbnis zu besorgen, übernimmt Herr Ackermann alles, denn er unterhält einen schwunghaften Handel mit Särgen und hat diese stets auf Lager. Die Charitéverwaltung stellt ihm dafür den Raum zur Verfügung. Dieser Handel geschieht auf Rechnung des Sargfabrikanten Fankoff in der Elsässer Straße. Die monatliche Provision des Küsters, der sogenannte »Botenlohn«, beträgt 30 Mark. Genauso steht Ackermann in geschäftlicher Verbindung zu einer anderen Firma, die Sterbekleider, Steppdecken und Kissen vertreibt, wodurch er einen monatlichen Umsatz von bis zu 500 Mark erzielt.

Die meisten nehmen das Anerbieten des Küsters an und müssen bei ihm höhere Preise zahlen als woanders. Wollen die Hinterbliebenen die Leiche nicht auf dem Anstaltskirchhof beerdigt wissen, haben sie an der königlichen Charité, wiederum im Gegensatz zu allen anderen Berliner Krankenhäusern, extra zu zahlen. Für eine erwachsene männliche Leiche 11 Mark, für eine erwachsene weibliche Leiche 10,50 Mark und für eine Kinderleiche 9 Mark als Kosten für Waschen, Rasieren, Ankleiden und Einsargen der Leiche. Der Arbeiter in der Totenkammer, der all das vornimmt, erhält pro Tag 2 Mark Lohn ohne Kost. Auch Beerdigungen auf dem Charité-Friedhof sind teuer, für eine Stelle bei Erwachsenen sind 10,50 Mark und für ein Kind von zwei Jahren 4,50 Mark zu zahlen.

Auf eine Beschwerde über die haarsträubenden Zustände antwortet der Charitédirektor Geheimrat Spinola: »Die von Ihnen angefochtenen, das Begräbnißwesen in der Charitee betreffenden Einrichtungen bestehen bereits seit vielen Jahrzehnten, sind im Interesse der ärmeren Volksklasse nothwendig und haben sich durchaus bewährt. Zu ihrer Aenderung liegt deshalb kein Grund vor.«

Arbeiter sind Zuhälter

Das Echo auf die Inspektionen der Arbeiter und die Veröffentlichung ihrer Resultate ist gewaltig. Ein Sturm der Entrüstung bricht los. Die Charité erhält von den Ortskrankenkassen in Berlin erhebliche Zahlungen für Patientenbehandlungen, auch ist sie als Lehrkrankenhaus der Universität auf Kranke für die Ausbildung angewiesen. Die Direktion begründet ihre rabiaten Behandlungsmethoden damit, dass die geschlechtskranken Arbeiter doch meist Zuhälter seien.

Der »Vorwärts« fragt: »Wie lange noch werden sich die Berliner Arbeiter und ihre berufenen Vertreter, die Vorstände der Krankenkasse, diese unwürdigen Zustände gefallen lassen, die mit dem Moment aufhören, sobald die Arbeiter entschlossen und geschlossen vorgehen und durch die Kassenvorstände die sofortige Beseitigung dieser Mißstände, speziell aller Ausnahmen für Geschlechtskranke, in der Neuen Charitee verlangen?«

Die Kommission hat Unmengen bitterer, berechtigter Klagen über mangelhafte sanitäre Einrichtungen, überfüllte Krankensäle, die unwürdige Kasernenhofatmosphäre und erniedrigende Behandlung gesammelt und stellt daraufhin 19 Forderungen auf, die in großen öffentlichen Versammlungen diskutiert werden.

Die Arbeiter-Sanitätskommission und die Arbeiterkrankenkassen beschließen im August 1893 die Boykottierung der Charité. Die Patienten treten in den Ausstand, Streik! 45 000 Mitglieder sämtlicher freier und eingeschriebener Hilfskassen, vierzig Ortskrankenkassen mit über 200 000 Mitgliedern, eine Betriebskasse mit 15000 Mitgliedern sowie die Kasse des Meierei-Betriebes Bolle beteiligen sich am Boykott der Charité und unterstützen die Revolution der kleinen Leute. Höhepunkt der Proteste sind Massenversammlungen der Arbeiterbewegung im Dezember 1893.

Die meisten Berliner Krankenkassen mit mehr als 250 000 Mitgliedern schließen sich dem Boykott an. Gefordert werden unter anderem, dass höchstens 18 Patienten in einem Raum untergebracht werden, Toiletten und Waschräume abzutrennen sind und den Kranken gesunde Kost verabreicht wird. Auch der »Fortfall des Kasernentones« und eine liebevolle Behandlung werden verlangt.

Die Arbeiter wollen die Charité so lange boykottieren,

bis man dort zur Einsicht kommt, dass erkrankte Arbeiter weder Zuhälter sind noch so behandelt werden dürfen.

Die Berliner werden mit Flugblättern aufgefordert, selbst im Notfall nicht die Charité aufzusuchen.

Die umliegenden Krankenhäuser sind vom Charité-Streik betroffen: Das Moabiter Barackenlazarett wird für Zivilisten geöffnet, das katholische St.-Hedwig-Krankenhaus in der Großen Hamburger Straße plant einen Erweiterungsbau.

Althoff als Streik-Sympathisant

Die Einnahmen der Charité sinken in der ersten Hälfte des Jahres 1894 um etwa zwei Drittel. Außerdem fehlt »Menschenmaterial« für universitäre Studienkurse. Friedrich Althoff arbeitet im preußischen Ministerium der geistlichen Unterrichts- und Medizinalangelegenheiten. Der Medizinalrat und Ministerialdirektor ist der Begründer einer effizienten zentralisierten Wissenschaftsverwaltung. Er will der Berliner Universität zu Weltruhm verhelfen und das akademische Leben unter Kontrolle der preußischen Regierung bringen.

Dr. Blaschko wird von ihm ins Preußische Kultusministerium Unter den Linden an der Ecke Wilhelmstraße bestellt. Im vertraulichen Gespräch erfährt er dort von Althoff Sensationelles: Der offizielle Gegner des Boykotts ist insgeheim an einem Durchhalten der Aktion interessiert. Denn bisher konnte Althoff keine politische Unterstützung für seine Neubaupläne finden. An der Charité hat entweder das Militär oder der ebenso sparsame wie autoritäre Verwaltungsdirektor das Sagen. Erst der Streik bietet Althoff die öffentliche Aufmerksamkeit, mit der er den Abriss der alten Gebäude fordern und die Charité vollständig in die Obhut der Universität überführen kann. Der Boykott müsse weitergehen, nur so können seine Pläne verwirklicht werden. Er will in den nächsten Jahren den Botanischen Garten vor den Toren der Stadt verkaufen und mit dem Erlös dreizehn neue Gebäude für die Charité errichten und drei weitere Häuser umbauen. Das werde 11 Millionen Mark kosten. Eine Regierungskommission werde erscheinen, die Zustände prüfen und die Mängel beheben, aber einen Bericht darüber werde es nicht geben. Dr. Blaschko willigt ein.

Die Arbeiter-Sanitätskommission wird durch dieses Wissen beflügelt. Im Oktober begeben sich verschiedene Minister zu Lokalterminen in die Anstalt und können nicht übersehen, dass etwas geändert werden muss. Die Charité-Direktion muss auf die Forderungen der Krankenkassen eingehen. Nach über einem Jahr schläft der Boykott ein.

Der Preußische Landtag gibt 1896 die Mittel frei. Bis 1917 erfolgt der großzügige Um- und Neubau des Krankenhauses. Auf 133 000 Quadratmetern entsteht auf dem historischen Gelände der Charité das bis heute erkennbare geschlossene Klinikensemble in roter »Backsteingotik«.

Die Büste von Friedrich Althoff neben dem Torgebäu-
de am Haupteingang der Charité in der Schumann-
straße erinnert bis heute an den Erbauer der neuen
Charité. Hingegen sind die Arbeiter-Santitätskommis-
sionen und der Charité-Boykott, durch die dem Poli-
tiker die Modernisierung erst möglich wurde, in der
Medizingeschichte fast vergessen.

Der Fall Nicolai

Am frühen Morgen des 20. Juni 1918 stehen zwei deutsche Flugzeuge abflugbereit auf dem Militärflugplatz Neuruppin, eine F-16 und eine Albatros. Besorgt starrt Unteroffizier Silberhorn, der Flugzeugführer des Albatros, in die Dunkelheit. Er wartet auf einen geheimnisvollen Passagier aus Berlin. Flugzeugmonteur Haase und Gefreiter Adam von der F-16 und Silberhorn sind Mitglieder einer spartakistischen Zelle in der Fliegertruppe und wollen nach Dänemark desertieren.

Vor vierzehn Tagen hatte Haase von einem Herrn erfahren, der ebenfalls fliehen wollte, aber seinen Namen erst in Kopenhagen nennen würde. Vielleicht war der Unbekannte Karl Liebknecht selbst, der aus dem Zuchthaus entkommen war?

Aus der Nacht taucht ein großer Mann auf. Sein Kragen ist hochgeschlagen, er trägt eine dunkle Brille und den Hut tief im Gesicht. Der fremde Mann ist nicht Karl Liebknecht, er sagt: »Freiheit und Sozialismus!«, die vereinbarte Losung. Er darf an Bord klettern, setzt die Schutzbrille auf, zieht sich warme Kleidung über. Die beiden Flugzeuge starten in Richtung Freiheit und Kopenhagen.

Der seltsame Passagier ist mit den Instrumenten an Bord der Albatros vertraut und kann aeronautische Karten lesen, er hilft Silberhorn bei der Bestimmung des Kurses. Sicher landet das Flugzeug in der Nähe des Gaswerks von Viderslev bei Kopenhagen.

Die beiden Deutschen werden verhaftet und unter strenger Bewachung nach Kopenhagen gebracht.

Nach einer Nacht im Gefängnis in Nytorv werden sie am nächsten Morgen von Staatsanwalt Thorup vom siebenten Kriminalgericht verhört.

»Wer sind Sie?«

»Ich bin der bekannte deutsche Wissenschaftler und Pazifist Georg Friedrich Nicolai, ehemaliger Oberarzt der Charité, Professor für Physiologie und Pionier der Elektrokardiografie.«

Der Herzspezialist und die Königin

Nicolai stammte aus einer jüdischen Bürgerfamilie, er hatte sich 1907 mit Untersuchungen über die Erregungsleitung am Nerven habilitiert und war im Sommer 1901 als Schiffsarzt um die Welt gefahren. Er hatte bei Kapazitäten wie Virchow, Planck und Pawlow gearbeitet. Ende 1902 wurde er Assistent des Instituts für Physiologie an der Charité. Nach einer Hospitation beim holländischen Physiologen Willem Einthoven in Leiden, der 1903 den Elektrokardiografen entwickelt hatte, war Nicolai ab 1908 für alle diagnostischen Laboratorien der Charité, einschließlich der Röntgenabteilung und der Elektrokardiografie, zuständig und konnte nach Fertigstellung der II. Medizinischen Klinik der Charité 1910 in einem separaten EKG-Labor die innovative Technik klinisch nutzen. Im selben Jahr erschien das Grundlagenwerk »Das Elektrokardiogramm des gesunden und kranken

Menschen« von Georg Friedrich Nicolai und dem Internisten Friedrich Kraus; es war bekannt, dass Kraus in der Hauptsache seinen Namen beisteuerte.

Nicolai war exzentrisch, Sozialist und Professor in einer Doppelstellung im physiologischen Institut und als Oberarzt. In seinem Zimmer im Institut waren die Wände skandalöserweise rot angestrichen, und es herrschte größte Unordnung.

Nicolais Assistent verging fast vor Respekt: »Professor Nicolai! Ihre Majestät, die Kaiserin!« Die herzleidende Monarchin trat ein und beschrieb langatmig ihre Symptome, Nicolai verlor schnell die Geduld:

»Majestät, ziehen Sie sich aus!« Nicolai horchte die Königin ab und erklärte ihr die Technik der Elektrokardiografie:

»Völlig schmerzlos können wir das Herz schreiben lassen und diese Schrift dann lesen. So, wie wir mit den Röntgenstrahlen die Knochen sehen können, erkennen wir durch die neue Kardiografie Herzkrankheiten.«

Auguste Viktoria musste ihre Hände und Füße zur Ableitung der Herzströme in kleine Becken mit Salzlösung tauchen.

»Die bei Erregung des Herzmuskels entstehenden elektrischen Ströme können wir, da der menschliche Körper elektrisch leitfähig ist, mit dem Elektrokardiografen über diese Becken abnehmen.«

Auch den Kronprinzen hatte Nicolai zu begutachten.

»Sie wollen der bekannte deutsche Wissenschaftler und berühmte Pazifist sein? Ich glaube Ihnen kein Wort!« Staatsanwalt Thorup betrachtet den Deutschen misstrauisch. »Wer sind Sie? Warum sind Sie hier?«

»Ich wurde in Deutschland verfolgt und musste fliehen.«

»Sind Sie desertiert?«

»Nein, ich war kein Soldat, ich habe nie den Fahneneid geleistet.«

Im Oktober 1914 erschien der »Aufruf der Dreiundneunzig«. Unterzeichner des militaristischen Machwerks waren unter anderem Max Reinhardt, Emil von Behring, Paul Ehrlich, Ernst Haeckel, Max Planck, Wilhelm Roentgen, der Maler Max Liebermann, die Schriftsteller Richard Dehmel und Gerhart Hauptmann.

Der Aufruf verteidigte die Besetzung Belgiens gegen diejenigen, die sich mit Russen und Serben verbündeten und »die der Welt das schmachvolle Schauspiel bieten, Mongolen und Neger auf die weiße Rasse zu hetzen«. Im Namen der deutschen Kultur versuchten die Unterzeichner, den völkerrechtswidrigen Überfall auf Belgien zu legitimieren.

Nicolai war einer der wenigen, die öffentlich für die Vernunft eintraten. Für sein Manifest, den »Aufruf an die Europäer«, konnte er Albert Einstein und den Astronomen Wilhelm Förster zu Mitverfassern gewinnen, aber weder die Kollegen von der Charité noch von der Universität unterzeichneten.

Das Manuskript blieb in der Schublade und erschien erst 1917 als Einleitung zur »Biologie des Krieges«.

1915 schrieb Nicolai an der Universität sein Kolleg »Der Krieg als biologischer Faktor in der menschlichen Evolution« aus. Immerhin 60 Hörer interessierte das Thema, doch bald wurde er vor die Wahl gestellt, das Kolleg einzustellen oder nach Westpreußen zu gehen. Er entschied sich für das kleine Exil und kam auf die Festung Graudenz, wo schon Fritz Reuter sieben Jahre inhaftiert gewesen war, dessen Beispiel Nicolai anspornte, die Notizen für sein verbotenes Kolleg zu dem Buch »Biologie des Krieges« auszuarbeiten.

In Graudenz nahm Nicolai auch gegenüber Fremden kein Blatt vor den Mund. Er saß im Speisesaal des Hotels Königlicher Hof. Die Verletzung der belgischen Neutralität, die Versenkung der »Lusitania«, die Verwendung von Giftgas seien ebenso verbrecherisch wie schwachsinnig. Hindenburg und Ludendorff seien Idioten, die militärische Lage hoffnungslos, die politische noch schlimmer.

Der unbekannte Zuhörer, der Feldchirurg Knoll, erstattete schnurstracks Anzeige bei der Kommandantur. Strafversetzt nach Danzig, blieb Nicolai renitent, wurde seiner Stellung enthoben, bekam Ausgehverbot und wurde zum Militärkrankenwärter degradiert. Er brauche lediglich den Fahneneid zu leisten, dann könne er wieder als Arzt arbeiten, wurde ihm bedeutet. Nicolai weigerte sich.

Am 30. Juni 1916 wurde ihm von der Direktion der Charité sein Vertrag als Oberarzt gekündigt.

Biologie des Krieges

»Ich bin der Verfasser der ›Biologie des Krieges‹«, sagt Nicolai dem dänischen Staatsanwalt.

»Können Sie das beweisen? Haben Sie einen Ausweis?«, fragt Staatsanwalt Thorup.

»Ich bin illegal aus Deutschland geflohen, da konnte ich schwerlich einen Ausweis mitnehmen.«

»Sie sehen nicht aus wie ein deutscher Professor. Sie sehen aber sehr aus wie ein deutscher Offizier.«

Nicolais Buch »Biologie des Krieges« erschien 1917 in der Schweiz, der Schriftsteller Leonhard Frank hatte das Manuskript außer Landes geschmuggelt. Bei einer Durchsuchung in Danzig fand man die Druckbögen. Nicolai wurde vom Kriegsgericht wegen Verstoßes gegen das Pressegesetz und das Gesetz über den Belagerungszustand verurteilt.

Das Buch war die Sensation, eine leidenschaftliche Kritik des deutschen Militarismus, geschrieben von einem deutschen Professor 1915, als die Siegesstimmung im Deutschen Reich noch ungebremst war. Auch seinen Weg nach Deutschland fand es, der Verlag Orell Füssli stattete es mit dem harmlosen, extra gedruckten Umschlag mit dem Titel »Die Getreidewirtschaft der Schweiz« aus und schmuggelte es so nach Deutschland.

Nicolai hatte jahrelang Material über Wechselwirkungen zwischen biologischen und kulturellen Faktoren in der menschlichen Evolution zusammengetragen. Der Krieg war für ihn ein Spezialfall einer solchen Beziehung. Krieg sei eine soziale Krankheit, Ursache und Folge von Verirrungen der natürlichen und individuellen Psyche. Es ging Nicolai quasi um eine neue Religion, die im Glauben an die Evolution bestehen müsse und an ein objektives, wissenschaftlich begründetes Sittengesetz, das sich aus Biologie und der Kultur der Menschen ableitete. Der Krieg habe längst aufgehört, der Gattung Mensch nützlich zu sein, er sei ein Rückfall in überholte Verhaltensweisen, so wie Kannibalismus oder Sklaverei.

Unter anderem erwähnt er den tschechischen Fürsten Georg von Podibrad als ersten Staatsmann, der einen europäischen Fürstenbund zur Vermeidung von Kriegen vorgeschlagen hatte, und Peter Chelcicky als Gründer einer der frühesten Gemeinden von Kriegsdienstverweigerern. Er widerlegte die Behauptung, der Krieg fördere die Moralität des deutschen Volkes mit Zahlen: Die Jugendkriminalität war seit Kriegsbeginn um 50 Prozent gestiegen. Im Zeitalter der modernen Technik mit Landminen, Flammenwerfern, Giftgas und Bomben gebe es keine humane Kriegsführung. Die sozialen und für die Gemeinschaft nützlichen Instinkte müssten gefördert und in produktive statt destruktive Bahnen geleitet werden.

Als Romain Rolland von Nicolais Verurteilung erfuhr, nannte er ihn »Le Grand Européen«, den großen Europäer. Er wurde nach Eilenburg bei Leipzig versetzt, wo er im Winter 1917/1918 mit Hilfe der Spartakisten die Broschüre »Sechs Tatsachen als Grundlage der heutigen Machtpolitik« verfasste, eine »wirklich staatsgefährdende« Schrift. Nicolai forderte einen Völkerbund aller gesitteten Staaten. Die Broschüre wurde verboten. Nicolai floh nach Berlin und versteckte sich bei Albert Einstein.

Vom Gefangenen zum Welt- und Sowjetbürger

»Rufen Sie doch den Mediziner Bernhard Laurits Frederik Bang, den bekannten Bakteriologen. Ich habe ihn auf den internationalen Kongressen in Paris und Leiden getroffen.« Frederik wird geholt, Nicolai ist erleichtert.
»Erkennen Sie diesen Mann?«, fragte Staatsanwalt Thorup den dänischen Arzt.
»Ich kann mich nicht an ihn erinnern.«
»Aber Sie müssen sich erinnern, ich bin der Herzspezialist, der zusammen mit Friedrich Kraus das erste maßgebende Buch über das Elektrokardiogramm geschrieben hat!«
»Auf welchem Kongress sollen wir uns getroffen haben?«
Nicolai nennt dem dänischen Kollgegen noch mal die Städte und Jahre.
»Es tut mir leid, ich will es nicht ausschließen, aber es ist so viele Jahre her, und es waren so viele Kollegen auf dem Kongress.«
Erst eine Prüfung in Anatomie und Physiologie, der

Thorup den Verdächtigen unterziehen lässt, bestätigt Nicolais Angaben.

Nicolai wird freigelassen und zum Hotel d'Angleterre geleitet. Dort bestellt er ein fürstliches Essen. Die Journalisten strömen herbei, gutgelaunt teilt er ihnen mit: »Ich bin jetzt ein Mann ohne Land; ich stehe auf dieser Erde als ein freier Mensch, ein deutscher Weltbürger.«

Nicolais Leidenszeit ist vorbei, er ist der geehrte Gast des dänischen Volkes.

Die Flucht eines Kriegsgegners aus Ludendorffs streng bewachtem Reich, und dann noch per Flugzeug, ist die große internationale Sensation. In England, Frankreich, Skandinavien erscheint Nicolai auf den Titelseiten, Romain Rolland sendet Glückwünsche aus Villeneuve. Die Familie Einstein, bei der sich Nicolai zuletzt in Berlin versteckt gehalten hatte, ist begeistert.

Lew Kamenjew, der Vertraute Lenins und Präsident des Moskauer Sowjets, verleiht »dem deutschen Staatsbürger Georg Nicolai mit Wirkung vom 30. September 1918 alle Rechte der Bürger der Vereinigten Sozialistischen Republiken von Russland«, ein Danaergeschenk, denn Nicolai lehnte den Bolschewismus ab, und nun glaubt die Welt, Nicolai habe um die sowjetische Staatsbürgerschaft nachgesucht. Moskau verstärkte den Eindruck nach Kräften. Der große Pazifist Nicolai ist zu einem Werkzeug der Propaganda geworden.

Am 25. November 1918 nimmt Nicolai die Fähre von Gedser nach Warnemünde. Er kann nicht wissen, ob er als Deserteur verhaftet oder als Held begrüßt wird. Aber weder das eine noch das andere geschieht, er kann unbehelligt nach Berlin reisen.

Statt Wilhelm von Hohenzollern herrscht jetzt Fritz Ebert, aber Nicolai wird schnell klar, dass sich recht wenig geändert hat. Die roten Fahnen sind schnell verschwunden, die Offiziere tragen wieder ihre Achselstücke, die alte Bürokratie sitzt fest im Sattel und verhindert auch die bescheidensten Reformversuche. Am 10. Dezember begründet Ebert die Dolchstoßlegende, als er die heimkehrenden Truppen am Brandenburger Tor als im Felde unbesiegte Helden begrüßt. Nicolai interviewt Karl Liebknecht und ist einer der wenigen, der gegen die Massaker des sozialdemokratischen Bluthundes Noske protestiert, später auch gegen die Ermordung Karl Liebknechts und Rosa Luxemburgs. Die Rechtspresse ruft weiter zur Tötung von Republikanern, Pazifisten, international Gesinnten, Roten oder Juden auf. Nicolai steht bald auf ihren Listen.

Der Mediziner bewirbt sich um Wiedereinstellung auf seinen alten Posten an der Charité, aber die wird noch immer vom Militär verwaltet und untersteht demselben Kriegsminister, den Nicolai mit seiner Flucht nach Dänemark provoziert hatte. Am 31. Januar 1919 debattiert die medizinische Fakultät, ob man Nicolai die venia legendi entziehen könne, die Erlaubnis zu lehren. Der Antrag wird knapp abgelehnt, aber die Fakultät ist einstimmig gegen seine Beförderung zum Extraordinarius. Der sozialdemokratische Kultusminister Konrad Haenisch hat die Beförderung bereits bewilligt, wird nun aber schwankend und bleibt erst auf Druck von Nicolai bei seinem Entschluss. Die Professoren sind wütend, aber vorerst machtlos, nur ihre Erbitterung ist noch größer geworden. Nicolai nimmt seine Vorlesungen zunächst nicht wieder auf. Demonstrationen gegen »undeutsche« Professoren sind bereits alltäglich.

Im März 1919 übersetzt er Rollands Aufruf »Für die Unabhängigkeit des Geistes« und sammelt über 2000 Unterschriften, u. a. unterzeichnen Hermann Hesse, Heinrich Mann, Stefan Zweig, Kurt Tucholsky, Alfred Weber, Harry Graf Kessler, Otto Merhof, Eduard Bernstein und Karl Katusky, Walter Gropius, Lyonel Feininger, Käthe Kollwitz und Walther Rathenau. Nicolai ist die Stimme der europäischen Intelligenz in Deutschland.

Nicolai ist überzeugt, dass die Zeit für eine sozialistische Ordnung noch nicht reif sei, für den Augenblick müsse man sich mit der Republik, wie sie sei, begnügen, die Gegenrevolution bekämpfen und eine echte Demokratie mit absoluter Redefreiheit und Garantien der Menschenrechte schaffen. Das pazifistische Prinzip müsse zur Grundlage aller politischen Aktionen werden. Doch ihm fehlt die finanzielle Unterstützung und der politische Einfluss. Zwar bekennen sich alle drei sozialistischen Parteien zum Pazifismus, doch die früheren Spartakisten, jetzt Kommunisten, gehen ihren eigenen Weg, die Sozialdemokraten haben mit ihrem Geheimbündnis mit dem Militär gegen das Proletariat ihre Seele dem Teufel verkauft, und die Unabhängigen kämpfen um ihre Existenz.

Rechter Terror

Nicolai arbeitet als gefragter Redner über »Pazifismus und Naturwissenschaft«, er schreibt für sozialistische und bürgerliche Blätter. In seinem Vortrag »Zwischen den Kriegen« sagt er den Zweiten Weltkrieg voraus. Nicolai ist, neben Männern wie Max Weber oder Einstein, die bestgehasste Persönlichkeit. Die akademischen Behörden stecken mit den randalierenden Studenten unter einer Decke.

Im Januar 1920 – fast ein Jahr nach seiner Beförderung hat er noch immer nicht mit seinen Vorlesungen begonnen – verschlechtert sich das Klima weiter. Doch Nicolais Geduld ist am Ende. Er meldet im Rektorat die Kurse »Gehirn und Seele« und »Klinische Propädeutik« an. Die Ankündigungen werden nicht im Vorlesungsverzeichnis abgedruckt, ein bedauerliches Versehen, behauptet der Rektor. Immerhin versichert er Nicolai, die Ankündigung würde auffällig am schwarzen Brett angeschlagen. Die rechte Presse verstärkt ihre Hetze gegen den »Deserteur-Professor« noch einmal.

Die »deutsch denkenden Studenten« werden durch

Offiziere in Uniform und Rowdys verstärkt, die mit Revolvern, Messern und Schlagringen bewaffnet sind, um Nicolai eine wohlverdiente Lektion zu erteilen.

Die deutsche Friedensgesellschaft versucht, ihr gefährdetes Mitglied durch den Sozialistischen Studentenbund zu schützen.

Als die Rowdys in den Hörsaal wollen, sind alle Plätze von entschlossenen Verteidigern des Professors besetzt. Aus dem Korridor schimpfen sie durch die offenen Türen. Als Nicolai eintritt, wird er mit stürmischem Beifall begrüßt, doch ehe er seine Vorlesung beginnen kann, stürmen Gegner herein und schreien: »Judensau!«, »Schweinehund!«, »Lump!«, »Verräter!«, »Elender Feigling!« Es folgt ein ohrenbetäubendes Konzert von Sirenen, Trillerpfeifen und Taschenkämmen.

Der ehemalige Fliegeroffizier Stuckart tritt vor, ein Rädelsführer der Randalierer: »Verteidigen Sie sich gegen den Vorwurf des Landesverrats und der Fahnenflucht!«

Nicolai behauptet das Katheder und versucht, den Höllenlärm mit vernünftigen Worten zu übertönen. Einer seiner Studenten steht auf und fordert: »Professor Nicolai, tun Sie diesen Lümmeln doch nicht die Ehre an, ihre Beschimpfungen zu beantworten!«

Das Lärmen geht weiter. Ein Randalierer ruft: »Alle guten Deutschen verlassen jetzt den Saal!« Nicolais Anhänger bleiben sitzen und applaudieren, als die Feinde verschwinden. Doch die Störenfriede beziehen eine neue Stellung an der Tür und singen: »Deutschland über alles« und »Die Wacht am Rhein«. Nicolai gibt auf.

Vertreibung aus der II. Medizinischen Klinik

Die Szene wiederholt sich in der Charité am nächsten Morgen bei seinem Kolleg über klinische Propädeutik.

Mit den Worten: »Die Studentenschaft ist nicht gesonnen, die Vorlesungen eines Deserteurs zu dulden!« wird der Professor empfangen. Kraus schickt seinen Assistenten Theodor Brugsch, der fleht die Störenfriede an: »Bitte nehmen Sie Rücksicht auf die Würde des Instituts und stören Sie die Ruhe der Patienten nicht!« Einer der deutsch denkenden Studenten antwortet: »Wir werden versuchen, eine Störung der Patienten zu vermeiden, aber die geplante Kundgebung muss stattfinden. Der Skandal ist nicht unsere Kundgebung, der Skandal ist die Tatsache, dass der Deserteur-Professor es wagt, vor deutschen Studenten Vorlesungen zu halten.«

Kraus beugt sich den Pöblern, die Vorlesung wird abgesagt. Diese Feigheit kann Nicolai seinem Vorgesetzten Kraus nicht verzeihen, es ist das Ende eines zwanzigjährigen Vertrauensverhältnisses. Ihr gemeinsames Werk über das Elektrokardiogramm war »Zur Eröffnung des neuen Gebäudes der II. Medizinischen Klinik« erschienen. Jetzt verbannt Kraus seinen jüngeren Kollegen für immer daraus.

Nicolais akademische Lehrtätigkeit wird durch eine Kampagne von Leuten beendet, die zwölf Jahre später mit Adolf Hitler an die Macht kommen sollten. Doch der eigentliche Skandal der »Affäre Nicolai« folgt erst noch.

Verhandlung und Urteil

Die Studenten nehmen eine Resolution an, in der sie beim Rektor und Senat Nicolais Suspendierung beantragen. Rektor ist der ultrakonservative Historiker Eduard Meyer, als einer der Unterzeichner des chauvinistischen »Aufrufes der Dreiundneunzig«, ein erbitterter Feind Nicolais. Doch muss er ihm Schutz seiner Lehrtätigkeit zusagen. Nicolai setzt seine Vorlesungen vorläufig aus. Statt aber die Störung des akademischen Friedens durch die Studenten zu rügen, schreibt Meyer: »Rektor und Senat werden den Fall Nicolai prüfen und möglichst bald der Studentenschaft das Ergebnis bekanntgeben.«
Auf der ersten Sitzung des Senats am 23. Januar wird Meyer zum Ankläger: »Die Hauptaufgabe des Senatsgutachtens ist die Prüfung der Frage, ob Nicolai durch sein Verhalten während des Krieges dem Deutschen Reich genützt oder geschadet hat.«
Nicolai widerspricht: »Das ist eine rein politische Frage, die nichts mit meiner Eignung zum akademischen Lehrer zu tun hat und deren Ausschließung von der Untersuchung Sie mir ausdrücklich zugesichert haben!«

Der Prozess läuft auf die Frage der akademischen Freiheit hinaus. Hat Nicolai als unbescholtenes Fakultätsmitglied das Recht, in Dingen, die nichts mit seiner Lehrtätigkeit zu tun hatten, seinem Gewissen zu folgen?

Die Senatoren lesen zum ersten Mal die »Biologie des Krieges« und die Akten des Kriegsministeriums. Sie hören hauptsächlich Zeugen gegen Nicolai, so die randalierenden Studenten Stuckart und Biertimpel, und zeigen akademische Solidarität mit ihnen. Während die Jungen mit roher Brachialgewalt aufwarten, tragen die Alten mit diplomatischen Kniffen dazu bei, den Pazifisten aus der Charité zu vertreiben.

Mit dem Beginn des Senatsverfahrens steigert die Rechtspresse ihre Hetze noch einmal und unterstützt sie mit Lügen: Nicolai habe England im Krieg wertvolle Informationen gegeben und deutsche Soldaten zum Desertieren aufgefordert. Er sei einer jener Männer, die das deutsche Heer von hinten mit Dolchen und vergifteten Nadeln angefallen hätten. Schließlich habe er auf dem Neuruppiner Flugplatz gestohlen, sei also ein gemeiner Dieb.

Am 5. März verkündete der Senat das Urteil. Die Professoren sind strenger als die preußischen Militärbehörden, haben keinen Zweifel an Nicolais Fahnenflucht und finden für seinen »Landesverrrat« keine mildernden Umstände: »Aber das Unentschuldbarste ist, dass Professor Nicolai es gewagt hat, unter Hinweis auf das eigene Beispiel, Soldaten des Lazaretts vorzuhalten, ›der einzig würdige Weg sei, Kriegs-

dienst und Eid offen zu verweigern‹.« Die Exkommunikation endet: »Aus diesen Gründen ist der akademische Senat einstimmig zu der Feststellung gelangt, dass die an ihn gestellt Frage, ob Professor Nicolai würdig sei, seine Lehrtätigkeit an der Universität fortzusetzen, verneint werden muss.«
Der Affront gegen die Dreiundneunzig ist gerächt.

Nachspiel

Meyer lässt das Urteil als offizielles Dokument der Universität drucken, schickt es an alle deutschen Hochschulen und verbreitet das Märchen von Nicolais Schande im ganzen Land, so dass keine Lehranstalt dem Paria mehr Zuflucht bieten wird. Auch der Deutsche Studententag in Göttingen erklärt Nicolai für unwürdig, an einer Universität zu lehren.
Der sozialdemokratische Kultusminister Konrad Haenisch protestiert, der Urteilsspruch habe keine rechtlichen Folgen, und falls Nicolai seine Vorlesungen fortsetzen wolle, werde er die akademische Ordnung innerhalb der Universität sichern. Doch es folgt der Kapp-Putsch, und eine Welle des Weißen Terrors flutet durch Deutschland. Aufforderungen zu Nicolais Ermordung werden in der rechtsextremistischen Presse gedruckt.
Trotzdem klagt Nicolai wegen böswilliger Verleumdung gegen Meyer und Genossen, wird aber von der monarchistischen Justiz 1921 abgewiesen.
Anatole France macht auf der Rückreise von seiner

Nobelpreisverleihung Station in Berlin, um zwei große Deutsche kennenzulernen, Einstein und Nicolai.

Nicolai folgt im Jahr darauf einem Ruf der Universität von Córdoba und wandert nach Argentinien aus, wo er als »El gran Europeo« anerkannt wird. Nach Stationen in Russland und Spanien ist er ab 1936 Professor für Physiologie an der Tierärztlichen Hochschule in Santiago de Chile. Nicolai stirbt 1964 im Alter von 90 Jahren.

Karl Bonhoeffer und das Gesetz
zur Verhütung erbkranken Nachwuchses

Über Karl Bonhoeffer, Direktor der Nervenklinik, ab 1912 bis 1938 Ordinarius für Psychiatrie und Neurologie an der Charité, hält sich hartnäckig die Legende, er sei ein bürgerlicher Humanist, ein Widerstandskämpfer gegen die Nazis gewesen.

Karl Bonhoeffer, Vater des Antifaschisten Dietrich, musste mit ansehen, wie sein Sohn 1943 aus dem Haus geschleppt und hingerichtet wurde. Sein Schwiegersohn Hans von Dohnanyi wurde im KZ Sachsenhausen erhängt und sein anderer Sohn, Klaus Bonhoeffer, sowie der Schwiegersohn Rüdiger Schleicher wurden am 23. April 1945 von der SS am Lehrter Bahnhof erschossen.

Liegt es da nicht nahe, anzunehmen, auch Vater Karl habe entschlossen gegen die Nazis Flagge gezeigt? Besonders, wenn man Bonhoeffer mit seinem Nachfolger vergleicht, dem Massenmörder Max de Crinis? Doch der Widerstand, den Bonhoeffer in der Zeit des Nationalsozialismus geleistet haben soll, blieb nicht nur den Nazis verborgen, sondern auch Historikern bis heute.

Vor seiner Charité-Zeit war Bonhoeffer zwanzig Jahre lang in Breslau Leiter der Psychiatrischen Klinik und der Beobachtungsstation für »geisteskranke Verbrecher« gewesen. 1900 hatte er einen »Beitrag zur Kenntnis des großstädtischen Bettel- und Vagabun-

dentums«, die sogenannte Bettlerstudie veröffent-
licht. Bonhoeffer verband darin die Diagnostik der
Psychopathologie mit den Erscheinungsformen von
Armut und abweichendem Sozialverhalten und gab
damit einmal mehr den »Nachweis«, dass körperliche
Minderwertigkeit und erbliche psychopathische
Anlagen Ursachen für sozialen Verfall, antisoziale
Tendenzen und den Misserfolg im Kampf um die
soziale Existenz sind.

In Bonhoeffers Schriften zu »Kriegsneurotikern« und
Psychopathen des Ersten Weltkriegs wies er darauf
hin, dass »die hysterische Reaktion Ausfluss mehr
oder weniger bewusster Wünsche der Selbstsiche-
rung sei« und dass den »exogenen Schädigungen der
Erschöpfung, der akuten infektiösen Schädigungen,
der Schädeltraumen bei dem Zustandekommen der
schizophrenen, manisch-depressiven und sonstigen
endogenen Erkrankungen« keine wesentliche Bedeutung zukomme. Auf deutsch: All die durch traumati-
sche Kriegserlebnisse zu Schüttlern oder Depressiven
gewordenen Menschen waren einfach zu schwach –
oder sogar Simulanten! Am Krieg störte ihn, dass
»gerade die sozial bedenklichen Psychopathentypen
in verhältnismäßig großen Zahlen den Krieg überleb-
ten, so ergibt sich für den Volkskörper eine sicher
nicht als belanglos anzusehende Verschiebung im
Sinne des relativen Anwachsens der Minderwertigen
und eines bedrohlichen Ausfalls sozial und biologisch
wertvoller Männer. So ist der moderne Krieg in seiner
Wirkung das Gegenteil einer guten Auslese.«

Zur Novemberrevolution 1918 beklagte er den hohen Anteil psychopathischer Persönlichkeiten unter den führenden Männern der Räterepublik. Diese »Pathologisierung des Politischen« und seine Äußerungen zum Hungersterben in den psychiatrischen Anstalten während des Ersten Weltkrieges zeugen von einer ähnlichen Weltsicht.

1933 stellte er dem mutmaßlichen Reichstagsbrandstifter Marinus van der Lubbe ein psychiatrisches Gutachten aus, in dem er diesem geistige Zurechnungsfähigkeit bescheinigte, wodurch der Verwirrte unrechtmäßig zum Tode verurteilt und hingerichtet werden konnte.

Schwerer aber wiegt Karl Bonhoeffers Beteiligung an Zwangssterilisationen. Bonhoeffer hatte bereits in den Jahrzehnten vor der Machtergreifung der Nazis die Theorie der Eugenik, also der Verbesserung der angeborenen Eigenschaften einer Rasse für plausibel angesehen. Auch die praktische Umsetzung im Sinne von Auslese und Ausschluss minderwertigen Erbgutes von der Fortpflanzung hatte er als seriös anerkannt. Neben Anstaltsunterbringung, Heiratsverbot und Schwangerschaftsabbruch hielt er grundsätzlich auch die Sterilisation für eine geeignete Interventionsmöglichkeit, um der »Verschlechterung des kollektiven Erbgutes« entgegenzuwirken. Von dieser Grundhaltung rückte Bonhoeffer zeitlebens nicht ab.

Er hatte nicht mitgewirkt am »Gesetz zur Verhütung erbkranken Nachwuchses« von 1933, aber er teilte das Menschenbild der Verfasser dieses Gesetzes und arbeitete an seiner Umsetzung. Er sah es als seine Aufgabe und die seines Faches an, wissenschaftlich solide Grundlagen für das Gesetz zu liefern. 1934, in dem Buch über die psychiatrischen Aufgaben bei der Ausführung des Gesetzes, das bei den Nazis zum Standardwerk wurde, schreibt er: »Von der klinischen Diagnose hängt ja die Entscheidung des Erbgerichts ab, die Sicherheit der Diagnose ist die erste Voraussetzung für alles Weitere. Die Aufgabe des Arztes, insbesondere des Psychiaters, der die Diagnose zu stellen hat, ist also eine äußerst verantwortliche. Es sind nicht bloß die differentiellen Schwierigkeiten der Artdiagnose, die, wie jeder Kliniker weiß, oft nicht gering sind, z. B. bei der Frage, ob symptomatische oder schizophrene Psychose, ob endogene oder reaktive Depression, sondern vielleicht mehr noch solche der quantitativen Ausbildung der Erkrankung. Denn wo die Grenze zwischen einer erbbiologisch unbedenklichen Debilität und einem sicher auszumerzenden Schwachsinn gelegen ist, wann eine endogene Verstimmung dem Grade nach mit Sicherheit dem eigentlichen manisch-depressiven Irresein zuzuweisen ist, läßt sich nicht mit der Schärfe einer Paralysediagnose abgrenzen.

Durch das Gesetz zur Verhütung erbkranken Nachwuchses sind für die psychiatrische Forschung starke Anregungen gegeben worden. So ist eine weitere Klärung der Kenntnis der Umgrenzung und auch der Verursachung der Schizophrenien und der Epilepsien mehr denn je Erfordernis. Das Studium der Manifestationstendenz von krankhaften Anlagen, ihre Beeinflußbarkeit durch exogene Faktoren gewinnt an Wichtigkeit. Auch bisher vom Kliniker weniger beachtete Fragen, wie z. B. die der Fruchtbarkeit bei den einzelnen Erbkrankheiten, die Häufigkeit des Vorkommens von Organanomalien, welche die Konzeption ausschließen, bedürfen der Untersuchung. Die Verkoppelung von krankhaftem mit eugenisch wertvollem Erbgut in demselben Individuum stellt besondere Aufgaben.« Verbrechen als wissenschaftlich reizvolle Herausforderung. Angefügt waren dem Buch sorgfältige Zeichnungen über die Technik der Unfruchtbarmachung.

Die erbbiologischen Forschungen der Nazis fand Bonhoeffer wissenschaftlich schlüssig und akzeptierte sie. Er arbeitete am Berliner Erbgesundheitsobergericht mit, für das er zwischen Februar 1939 und Dezember 1941, also selbst noch nach seinem Ausscheiden aus der Nervenklinik, über 50 Sterilisationsgutachten schrieb. In 21 Fällen befürwortete er die Sterilisation ohne weiteres. So empfahl er beispielsweise am 9. Dezember 1941 die Zwangssterilisierung des als »Halbjuden« klassifizierten Gottfried Hirschberg, das Gericht folgte ihm.

Auch aus seiner Klinik wurden Patienten zur Sterilisation gemeldet. So berichtete Christel Roggenbau, in der NS-Zeit »Oberarzt« der Klinik, dass ihre Mitarbeiter von 1934 bis 1942 insgesamt knapp 2000 Gutachten zu Sterilisationen erstellten. In über 800 Fällen wurden mit Diagnosen wie »angeborener Schwachsinn«, »Schizophrenie«, »Epilepsie« und »manisch-depressives Irresein« die Empfehlung zur Sterilisation gegeben. Zahlreiche psychisch kranke und geistig behinderte Menschen waren also aus der von Karl Bonhoeffer geleiteten Klinik gemeldet und dort auch begutachtet worden.

Bonhoeffer selbst betonte oft, er habe immer gewusst, was in seiner Klinik vor sich gehe, und sei über die Gutachten informiert gewesen. Er gehörte zu denen, die die Sterilisationspolitik befürworteten und aktiv mittrugen. Betrachtet man die Indikationen für Sterilisation und die Selektionskriterien für die »Euthanasie«, so unterscheiden sie sich kaum. Die Zwangssterilisationen waren der Testlauf für den Massenmord. Durch Bonhoeffers Handeln und Unterlassen konnte sich die Psychiatrie unheilvoll zu einer Disziplin entwickeln, die ihre Patienten ermordete und das für einen erlaubten therapeutischen Eingriff am »Volkskörper« hielt. Durch die Beteiligung fachlicher Autoritäten wie Karl Bonhoeffer erhielt die neue, die nationalsozialistische Psychiatrie ihre höheren Weihen.

Karl Bonhoeffer und nicht wenige seiner Fachgenossen hofften, alte psychiatrische Wunsch- und Idealvorstellungen vom erbgesunden Menschen, einem gesunden Volkskörper und auch von der Ausgrenzung abweichender Individuen und Gruppen verwirklichen zu können, indem sie die von den Nationalsozialisten geschaffenen Möglichkeiten bis hin zur Anordnung der zwangsweisen Sterilisation ausnutzten. Zahlreiche seiner Kollegen gingen noch weiter.

Die Schüler Bonhoeffers Kurt Pohlisch und Friedrich Panse ermordeten ab 1939 als Gutachter Kranke.

Viele suchten die Nähe zum System, andere, wie Bonhoeffer, glaubten, sie unbeschadet zu überstehen. Doch Bonhoeffer hielt nicht nur zu geringe Distanz zur herrschenden Wissenschaft, er repräsentierte sie vielmehr.

Am 18. August 1942 wurde Bonhoeffer zum außerordentlichen Mitglied des wissenschaftlichen Senats des Heeres-Sanitätswesens ernannt.

Nach dem Krieg war er von 1945 bis 1947 noch einmal kommissarischer Leiter der Psychiatrischen Klinik. Die Sterilisation von Erbkranken hielt er weiter für gerechtfertigt, wenn es in der Nazi-Zeit auch manchmal einen »Übereifer« gegeben habe. Bonhoeffer bediente sich der Wortwahl der Nazi-Medizinverbrecher, als er die Morde auf eine »Entartung ärztlichen Denkens einzelner fanatisierter führender nationalsozialistischer Ärzte« zurückführte. Sie waren also pathologische Fälle, die vielleicht am besten sterilisiert werden sollten. Bonhoeffer fügte hinzu, dass eine solche Entartung, »dem deutschen Psychiater generell« nicht unterstellt werden könne.

Max de Crinis, der Massenmörder als Klinikchef

Die Medizinische Fakultät und die nationalsozialistischen Reichsbehörden waren Nachbarn. Aber nicht nur geografisch befand sich die Charité in der Nähe des Machtapparates der Nazis. Kaum waren die Nazis an der Macht, biederte sich die Universitätsmedizin ihnen an und unterstütze ihre mörderischen Ziele.

Es waren Charité-Ärzte, die den Holocaust mit ihren Patienten vorwegnahmen. Sie begingen einen Mord an mehr als 100 000 Kranken, waren Haupttäter und Anstifter der tödlichen medizinischen Experimente und Massenmorde.

Der Internist Gustav von Bergmann hatte im März 1933 ein Problem mit den unklaren Formalien für die Entlassung der jüdischen Kollegen und konnte problemlos Vizekanzler von Papen selbst erreichen, um ihn zu bitten, dafür Sorge zu tragen, dass die Anweisungen des Innenministeriums und des Kultusministeriums sich nicht widersprächen. Mit den Anweisungen an sich hatte er kein Problem.

Damit stand er nicht allein, die Entlassung von politisch missliebigen und »rassisch unerwünschten« Kollegen wurde von der Charité in vorauseilendem Gehorsam durchgeführt. Schon bevor das Gesetz Juden die Arbeit an der Charité verbot, hatte sie das gesamte als »jüdisch« klassifizierte Personal aller Institute und Kliniken entlassen. Zum Rektor der Universität wurde der Anthropologe Eugen Fischer gewählt, führender »Rassenforscher« Deutschlands und Mitverfasser des von Hitler geliebten rassenhygienischen Standardwerks. Fischer stellte sich »vorbehaltlos hinter die nationale Erhebung« und diente sich dem Regime auf jede erdenkliche Art an.

An der Charité begann die Gleichschaltung durch Nazi-Wissenschaftler und -Politiker. Autonomie und Selbstverwaltung wurden nach der »Arisierung« aufgehoben, und die Rekrutierung des akademischen Nachwuchses erfolgte nun nach dem »Führerprinzip«.

*

Die Verbrecher trafen sich am 10. August 1939 in Berlin, um die erste Phase des größten Massenmordes der Medizingeschichte zu planen. Es war ein Kreis ausgesuchter Psychiater und anderer Mediziner, neben Philipp Bouhler, Viktor Brack, Hans Hefelmann, Herbert Linden, Werner Heyde, Carl Schneider, Hans Heinze und dem Charité-Chirurgen Karl Brandt gehörte auch Professor Maximinian de Crinis dazu, genannt Max.

Für Max de Crinis ging es im Sinne der »Rassenhygiene« um eine Höherzüchtung der »arischen Rasse«. Er war ein Anhänger eugenischer Ideen, die als Endziel die »Vernichtung lebensunwerten Lebens« hatten. Er und seine Komplizen wollten Erb- und Geisteskranke, Behinderte und sozial oder rassisch Unerwünschte beseitigen.

Nach Karl Bonhoeffers Emeritierung 1938 war der Nazi und SS-Mann de Crinis neuer Leiter der Nervenklinik der Charité geworden. Direkt nach seiner Berufung leistete ihm der SS-Arzt Erwin Kirchert Gesellschaft, der zur Ausbildung an die Klinik kam und bis dahin als einer der berüchtigsten Lagerärzte in Buchenwald Dienst getan hatte.

Der Dekan und Direktor der I. Medizinischen Universitätsklinik der Charité, Rudolf Siebeck, hatte sich zuvor bei zahlreichen Fachkollegen an deutschen Hochschulen nach de Crinis erkundigt. Nur Carl Schneider aus Heidelberg hatte sich für ihn ausgesprochen, derselbe Carl Schneider, der später als Gutachter im großen Stil an den nationalsozialistischen Krankenmorden beteiligt war. Das Ministerium hatte de Crinis zum 1. November 1938 zum Professor für Psychiatrie und Neurologie sowie zum Direktor der Nervenklinik der Charité ernannt. Damit war de Crinis der einflussreichste Nationalsozialist im Establishment der deutschen Psychiatrie.

Als beratender Psychiater war er bereits ab 1937 beim Wehrkreisarzt III aktiv. Für den Fall einer Mobilisierung wurde auch der Umgang mit den zu erwartenden Opfern wie Kriegszitterern, Hysterikern, Neurotikern, aber auch mit Kriegsdienstverweigerern und Homosexuellen besprochen. In Berlin betätigte er sich 1939 als beratender Armeepsychiater. Er sorgte dafür, dass medizinische Lehrstühle mit Nazi-Komplizen besetzt wurden, beteiligte sich an politischen Komplotten und Geheimdienstaktionen und plante maßgeblich die Durchführung der »Euthanasie«-Maßnahmen. Er war vom Anfang bis zum Ende leidenschaftlich in der »Aktion Gnadentod« engagiert und einer der Hauptakteure beim Mord an geistig Behinderten. Der Arztsohn aus der Nähe von Graz hatte Medizin studiert, wurde 1915 Landsturmassistenzarzt sowie psychiatrischer Sachverständiger am Militärgericht in Graz und erforschte Kriegsneurosen. Schon während seiner Studienzeit hatte er sich einer deutschnationalistischen Korporation angeschlossen. Nach Ende des Ersten Weltkrieges betätigte er sich in der Großdeutschen Volkspartei, die sich der Bildung eines großdeutschen Reiches verschrieben hatte, und gehörte einem Freikorps und der Steirischen Heimwehrbewegung an. 1927 schloss diese Bewegung eine erste Kampfgemeinschaft mit der österreichischen NSDAP.

1931 trat der wie viele deutschnationale Österreicher antisemitisch gesinnte de Crinis der NSDAP bei. Nach der Ermordung von Bundeskanzler Engelbert Dollfuß floh de Crinis nach Deutschland und wurde in Köln als Ordinarius für Psychiatrie und Neurologie eingestellt und Direktor der Psychiatrischen Universitätsnervenklinik. Verbunden mit seiner Ernennung zum preußischen Beamten war der Erwerb der preußischen Staats- und damit auch der deutschen Reichsangehörigkeit.

Viel spricht dafür, dass es die Worte von de Crinis sind, mit denen Hitlers Ermächtigungsschreiben vom Oktober 1939 zur Euthanasieaktion formuliert wurde.

Das Schreiben wurde auf den 1. September 1939, den Tag des Kriegsbeginns, rückdatiert. Darin wurden der Leiter der KdF Bouhler und der Begleitarzt des Führers Karl Brandt von der Charité als medizinische Ansprechpartner mit der organisatorischen Durchführung der als »Euthanasie« bezeichneten Tötung von »lebensunwertem Leben« beauftragt. Hitlers Schreiben läutete den Beginn der industriellen Massenmorde der Nazis ein:

»Adolf Hitler Berlin, den 1. September 1939
Reichsleiter Bouhler und Dr. med. Brandt sind unter Verantwortung beauftragt, die Befugnisse namentlich zu bestimmender Ärzte so zu erweitern, daß nach menschlichem Ermessen unheilbar Kranken bei kritischster Beurteilung ihres Krankheitszustandes der Gnadentod gewährt werden kann.
gez.: Adolf Hitler«

Mit der Kinder-Euthanasie 1939 begann die Tötung von mindestens 5 000 Säuglingen und Kindern. De Crinis wurde von Hitler mit dem Eisernen Kreuz ausgezeichnet. In einer Besprechung am 9. Oktober 1939 wurde die Zahl der Opfer mit etwa 70 000 bestimmt. Unheilbare Erbkrankheiten sollten ausgerottet und die Pflegekosten gesenkt werden.

Der Chef des Reichskriminalamtes im Reichssicherheitshauptamt Arthur Nebe hatte das Tötungsmittel zu finden, Albert Widmann schlug ihm Kohlenmonoxid vor. Am selben Tag ging an die Heil- und Pflegeanstalten ein Runderlass heraus, sie sollten in Meldebögen angeben, wer von den Patienten unter

Schizophrenie, exogener Epilepsie, Enzephalitis oder einer ganzen Reihe anderer Krankheiten litt. Auch kriminelle Geisteskranke und Menschen, die nicht »deutschen oder artverwandten Blutes« waren, mussten gemeldet werden.

Bevor das Morden ausgeweitet werden konnte, wollte der Kreis verbrecherischer Mediziner jedoch erst mal geeignetes Fachpersonal anwerben. In einem Treffen Anfang Februar 1940 mit de Crinis in Berlin sollten geladene Ärzte als Gutachter für die Aktion gewonnen werden. Das Resümee des Treffens: Alle wollten sich gern beteiligen, keiner hatte Bedenken. Getarnt wurden die geplanten Untaten mit harmlosen Begriffen wie »Aktion«, »Aktion Gnadentod« oder mit einem Kürzel für Euthanasie: »Eu-Aktion« oder »E-Aktion«.

Für die Auswahl der Opfer beriefen Crinis und Co. 40 Gutachter, die anhand einer Patientenbeschreibung auf Meldebögen über das Schicksal der Bewohner von Heil- und Pflegeanstalten sowie Heimen ausschließlich nach Aktenlage entschieden.

Die Kanzlei des Führers sollte damit nicht in Zusammenhang gebracht werden, deshalb wurde eine halbstaatliche Sonderverwaltung gebildet, die formal dem Hauptamt II der KdF unterstellt wurde und ab April 1940 in einer Villa in der Tiergartenstraße 4 untergebracht war, finanziert durch den Reichsschatzmeister der NSDAP.

Dort ging de Crinis ein und aus. Mit führenden Psychiatern und Verwaltungsfachleuten unter de Crinis

Oberaufsicht wurde die Tötung behinderter Menschen im gesamten Deutschen Reich organisiert, so dass der Massenmord nach dem Krieg nach dieser Adresse die Bezeichnung »Aktion T4« erhielt.

Insgesamt gab es sechs Tötungsanstalten, unter anderem in Brandenburg an der Havel, in Bernburg an der Saale und im sächsischen Pirna. Die Tötung der Kranken sollte ausschließlich durch das ärztliche Personal erfolgen, da sich Hitlers Ermächtigungsschreiben nur auf Ärzte bezog.

Der Transport richtete sich nach der Tötungskapazität der jeweiligen Anstalt, wo die Patienten vergast oder vergiftet wurden oder an gezielter Unterernährung oder Unterkühlung starben. In der jeweiligen Anstalt führte man die Patienten den Ärzten zur letzten Untersuchung vor, die nur wenige Sekunden bis zu einer Minute dauerte. Die Ärzte notierten sich auffallende Kennzeichen, die sie für die Erstellung einer späteren Todesursache gebrauchen konnte. Dann setzte sich der Zug der ahnungslosen, spärlich Bekleideten in Bewegung.

Den Verwandten der Ermordeten wurden Rechnungen für Quartier, Kost und Pflege über Wochen und Monate zugesandt, obwohl die Patienten sofort bei ihrer Ankunft getötet worden waren. Die Angehörigen wurden durch Zusendung von Urnen mit Verbrennungsasche oder aus einer fälschlich in den Unterlagen genannten weit entfernten Anstalt irregeführt.

Auch dies diente der Bereicherung der Anstalten

durch die Verrechnung der angeblich damit verbundenen Kosten.

De Crinis befasste sich seit 1940 in Vorträgen und Veröffentlichungen mit dem »menschlichen Gesichtsausdruck und seiner klinischen bzw. diagnostischen Bedeutung« und konnte damit andere Ärzte zu schrecklichen Taten ermutigen. 1941 wurde die »Erwachseneneuthanasie« in den sechs Tötungsanstalten beendet, es hatte Beschwerden der Kirche gegeben, und ein mutiger Richter hatte Strafanzeige gestellt. Aber vor allen Dingen wurden die Mordspezialisten für Selektionen in den Konzentrationslagern und zur Ermordung der Juden in den Vernichtungslagern gebraucht. Über 100 der in der »Euthanasie« ausgebildeten und tätigen Beschäftigten stellten das »Fachpersonal« für die »Endlösung der Judenfrage«.

De Crinis erhielt die Medaille für deutsche Volkspflege, schließlich hatte er sich um »Aufartung« und »Aufnordung« des deutschen Volkes verdient gemacht und die »Beeinträchtigung des deutschen Volkskörpers« durch sozial und rassisch unerwünschte Menschen verhindert. Heilen oder Vernichten, darum ging es in der Charité in diesen Jahren, in der nationalsozialistischen Medizin und in der von Max de Crinis.

Unter de Crinis wurde in der Nervenklinik eine Lazarettfachabteilung zur neurologisch-psychiatrischen Begutachtung und Behandlung von Angehörigen der Waffen-SS eingerichtet. SS-Leute konnten sich in der Nervenklinik von ihren Taten erholen.

Die Tötungen wurden ab 1942 dezentral, weniger offensichtlich fortgesetzt. Noch etwa 30000 behinderte Kinder und Erwachsene starben in Heil- und Pflegeanstalten durch Nahrungsentzug und Morphium-Scopolamin.

De Crinis war verantwortlich für den Mord an mehr als 100 000 Psychiatrie-Patienten und behinderten Menschen durch SS-Ärzte sowie an Medizin-Verbrechen in den Konzentrationslagern.

Bis zum Ende des Krieges wurden im deutschen Herrschaftsgebiet insgesamt 300 000 Kranke getötet. De Crinis blieb bis zum Schluss in Berlin und kam am 21. April zum letzten Mal in seine nach Berlin-Buch ausgelagerte Nervenklinik. Ihm war durchaus bewusst, dass er einer der größten Verbrecher des Dritten Reiches war.

Am 1. Mai 1945 verließ er mit seiner Frau Lili die Villa am Wannsee, um in seinem Wagen die Front nach Westen zu durchbrechen. Der Versuch scheiterte am Teltowkanal. Am 2. Mai 1945 nahm er mit seiner Frau vor der drohenden Verhaftung Zyankali. Er wurde auf dem Südwestfriedhof in Stahnsdorf bei Berlin beerdigt.

Die Akten der Charité über die Verbrechen von de Crinis wurden nach Kriegsende vom damaligen Ärztlichen Direktor Friedrich Hall vernichtet.

Aus unbekannten Gründen ließ Berlin 1995 die Reste des Verbrechers innerhalb des Friedhofs auf die Anlage »Opfer von Krieg und Gewaltherrschaft« umbetten, vielleicht, weil es keine Anlage für Täter und Nazi-Massenmörder gibt.

Zehn Jahre und viele Proteste brauchte es, bis die Entscheidung vom Land Berlin rückgängig gemacht und der Stratege der Euthanasie erneut ausgegraben und umgelegt wurde.

Wie Linser das Abgeordnetenhaus vom Neubau der Hautklinik überzeugte

Die rechte Hälfte von Lotte Sawickis Gesicht ist mit dunkelrotem Blutschwamm bedeckt, aus dem einige blaue Beulen hervorragen. Sie sitzt im Wartezimmer von Professor Karl Linser in der dermatologischen Behelfsklinik der Charité. Die Schwestern der Hautklinik haben schon viele schwere Fälle gesehen, aber bei dieser Patientin ist selbst ihnen schauerlich geworden, zumal die linke Seite ihres Gesichts sowie ihre Hände zusätzlich von einer nässenden und schuppenden Juckflechte befallen sind. Frau Sawicki wirkt zutiefst unglücklich, auch noch, als sie aufgerufen wird.

»Frau Sawicki? Sie können jetzt zum Herrn Professor.«

Traurig erhebt sie sich und geht ins Sprechzimmer. Sie hat mit den verschiedensten Reaktionen gerechnet, aber nicht damit, dass Professor Linser sie ansieht, lächelt und sagt: »Sie sehen ja fantastisch aus, Sie schickt der Himmel! Haben Sie in einer halben Stunde Zeit? Sie können sich um den Neubau der Hautklinik verdient machen.«

Frau Sawicki weiß nicht, wie ihr geschieht, fühlt sich aber geschmeichelt und sagt zu.

Die von Linsers Vorgänger Heinrich Löhe eröffnete Behelfsklinik gibt es seit einem Jahr, seit 1949, und seit Linser im Amt war, hat er versucht, die Einrichtung des dringend nötigen Neubaus zu erreichen. Die Chancen dafür stehen nicht allzu gut.

Frau Sawicki wartet, bis Linser mit drei auffälligen Begleitern erscheint.

»Liebe Frau Sawicki, darf ich Ihnen Herrn Bastian und Herrn Lukasch vorstellen?« Der gutartige Tumor hat Stirn und Nase von Lukasch monströs ausgebuchtet, so dass die nach außen gedrückten blutunterlaufenen Augen im Vergleich dazu winzig wirken und etwas verzweifelt nach rechts und links zu blicken scheinen, aber tatsächlich sind sie längst blind. Verstärkt wird die Optik seines Gesichts durch eine Wundrose, die von der linken Wange bis zu Stirn und über den Mund blüht.

»Machen Sie sich keine Sorgen!«, beruhigt Karl Linser Frau Sawicki. »Damit kann er 100 werden.« Lotte Sawicki sieht erst Lukasch, dann Ernst Bastian an. Dessen Gesicht ist mit dickem, weißlich-gelbem bis braunem Schorf bedeckt, die Haut hat jede Elastizität verloren, so dass sie an den Mundwinkeln in Rissen aufgesprungen ist, die bluten. Seine Hände sind ebenfalls mit großen Herden bedeckt und seine Rechte fasst sich, findet Lotte Sawicki, wie Streuselkuchen an.

»Was haben Sie mit uns vor?«, fragt sie Linser.

»Machen Sie sich keine Sorgen, Sie brauchen überhaupt nichts zu tun.« Der Fahrer des Krankenwagens, in dem die vier Platz genommen haben, schaut intensiv auf die Luisenstraße und wagt nicht, seine Passagiere anzublicken.

Linser erklärt ihm den Zweck ihrer Dienstfahrt: »Wir

haben heute Termin in der Stadtverordnetenversammlung, und ich will den Herrn Abgeordneten
etwas Druck machen.«

Leider ist es so gut wie sicher, dass die Stadtverordneten seinen Plan für den Neubau einer Universitäts-
Hautklinik ablehnen werden. Sie halten vorm Roten
Rathaus. Linser mit weißem Kittel geht voran, seine
Patienten folgen ihm, Frau Sawicky führt den blin-
den Herrn Bastian. Linsers Assistent kommt auf ihn
zu, etwas irritiert blickt er auf Linsers drei Begleiter,
diese traurige Karawane.

»Hat alles geklappt? Ist der Projektor für die Lichtbilder eingerichtet?«, fragt Linser. Sein Assistent bestätigt.

»Wunderbar«, sagt Linser und tritt mit seinen Patienten in den Sitzungssaal. Der ist mit knapp 200 Abgeordneten fast voll besetzt.

»Ich begrüße Professor Linser«, sagt der Vorsitzende,
stockt und schaut entgeistert auf Linsers Entourage.
Er blickt zu den Abgeordneten, wieder zu Linser und
seinen Begleitern und braucht einige Momente, ehe er
den Faden wiederfindet.

»Professor Linser, der uns sein Bauvorhaben einer
Universitäts-Hautklinik speziell für dermatologische
Belange vorstellen wird.«

Linser lässt seine Patienten rechts und links neben
sich aufstellen. Die meisten Mitglieder der Stadtverordnetenversammlung sind von dem Anblick über-
rascht, die anderen fassungslos.

»Können Sie uns denn begründen, warum wir ausgerechnet Ihnen einen so teuren Klinikneubau genehmigen sollen?«, fragte Hans Kaspari von der Liberal-Demokratischen Partei Deutschlands.

»Ich habe einige Lichtbilder vorbereitet, die es Ihnen verdeutlichen werden.«

Linser schaltet den Projektor ein: »Sie sehen hier die akute Gonorrhö des Mannes, Sie alle kennen die Krankheit vielleicht auch als Tripper, beginnt in der vorderen Harnröhrenschleimhaut. Erstes Symptom ist ein Prickeln der Fossa navicularis, das ist die ampullenförmige Erweiterung der Harnröhre in der Eichel. Dieses Prickeln und Brennen der Harnröhre verstärkt sich beim Urinieren. Innerhalb von 24 Stunden folgt eine eitriger, rahmiger, gelb bis gelb-grünlicher und reichlicher Ausfluss aus der Harnröhre, wie Sie ihn hier sehr deutlich sehen können.«

Louise Freundlich, seit 24 Jahren in der Kommunistischen Partei und nun Abgeordnete der Sozialistischen Einheitspartei Deutschlands, entschuldigt sich, sie müsse austreten, steht auf und verlässt den Raum.

Linser zeigt vereiterte Eicheln und ein rotes Auge, den okularen Tripper, ebenfalls mit starker Eiterbildung, und einen befallenen Gebärmutterhals: »Bei Frauen kommt es beim Tripper zur Entzündung des Gebärmutterhalses mit eitrigem Ausfluss, der mukopurulenten Cervicitis, die Gonokokkeninfektion kann sich auf das Bauchfell ausbreiten.« Als nächstes projiziert er die prächtige Farbfotografie eines Penis, aus dessen von der Vorhaut nur halb bedeckter Eichel ein großer gelber Tropfen hängt: »Unbehandelt bleibt nach

Monaten als Restsymptom noch der sogenannte *Bonjour-Tropfen*, den Sie hier sehen.«

Einer Abgeordneten der National-Demokratischen Partei Deutschlands fällt ein, dass sie noch eine dringende Besorgung erledigen muss. Fluchtartig verlässt sie den Saal.

Linsers drei Patienten sind es nicht gewöhnt, in einer solchen Form im Mittelpunkt zu stehen, sie sind zu warm angezogen und beginnen zu schwitzen.

»Der Schmerz beim Wasserlassen wird von den meisten Männern entweder mit flüssigem Blei verglichen, das durch die Harnröhre fließt oder mit einem Rasiermesser, das den Penis von innen aufschneidet.«

Den Abgeordneten ist unbehaglich. Linsers Kranke wirken wie eine bedrohliche Ergänzung des Gezeigten. Linser hat die Wirkung einkalkuliert. Ihm ist klar, dass der nicht einmal für ihn ganz alltägliche Anblick der Patienten auf Laien noch eine ganz andere Wirkung hat.

»Meinem großen Vorgänger Ernst Bumm gelang 1885 erstmals die Anzucht von Gonokokken. Durch mich ist Gonorrhö heilbar, aber nur, wenn ich in angemessenen Räumen praktizieren kann.«

Inzwischen wird der optisch abschreckende Eindruck unterstützt durch einen sich im Raum ausbreitenden Geruch, bei dem unklar bleibt, ob er von dem nässenden Ekzem oder von dem Tumor ausgeht. Linsers Patienten stinken.

»Ich habe die Therapie mit Sulfonamiden beschrieben und die Klimatherapie der Neurodermitis sowie der

Behandlung des Hautkrebses Mykosis fungoides mit Sonnenlicht. Gern führe ich mein Anliegen noch weiter aus, ich habe noch sehr interessante Fotografien von Furunkeln und von überraschend starker Akne vulgaris mit den größten Eiterherden, die ich in meinem Leben gesehen oder in der wissenschaftlichen Literatur gefunden habe.«

Die Abgeordneten wirken nicht übermäßig interessiert.

»Außerdem habe ich Ihnen auch noch drei hochinteressante Fälle mitgebracht, allerdings können Sie eigentlich kaum etwas erkennen, so lange die Patienten bekleidet sind.«

Linser sieht fragend zu den Abgeordneten. Der Vorsitzende erhebt sich ruckartig: »Leider haben wir nicht mehr so viel Zeit, aber was wir gesehen haben, ist schon sehr beeindruckend.«

Linser weist noch einmal auf seine Patienten hin, als könne irgendjemand sie übersehen oder überriechen: »Für solche Menschen brauchen wir unbedingt eine Hautklinik!«

»Wir kommen nun zur Abstimmung«, sagt der Vorsitzende.

»Sie gestatten«, fragt Linser, »dass wir so lange noch bleiben?«

*

Der Neubau der Hautklinik der Charité wurde mit überwältigender Mehrheit beschlossen. In die Geschichte der Medizin ging Linser noch mit einem Satz

ein, den er öffentlich äußerte, als von der Charité-Bau-
stelle Arbeiter zum Bau des Walter-Ulbricht-Stadions,
des späteren Stadions der Weltjugend, abgezogen
wurden. Linser sagte: »Allen denen, die mir die Bau-
arbeiter wegnehmen, wünsche ich ein Analekzem!«

»Bei Irene ist schon wieder jemand gestorben!«
Der Todesengel der Charité

Vorgeschichte

Die Geschichte von Irene Becker, dem sogenannten »Todesengel der Charité«, ist die Geschichte eines Versagens der Charité als Institution.

Schwester Becker hat in der Klinik mindestens fünf, womöglich fünfzehn Menschen ermordet. Unheilvolle Hierarchien, Überarbeitung, schlechte Koordination und mangelnde Absprachen machten den alltäglichen Klinikablauf zu einem Horrorszenarium, in dem Pfleger, Schwestern und Ärzte zwischen Macht und Ohnmacht agierten und den Tod von mindestens fünf Menschen verschuldeten.

Irene Becker ist seit 1973 Krankenschwester. Sie ist Anfang fünfzig und arbeitet auf der Intensivstation 104i im dritten Stock des Bettenhochhauses. Die Ärzte sind sich sicher, dass die Patienten bei ihr in guten Händen sind. Sie ist mitfühlend, vorbildlich und die gute Seele der Station. Nur einmal, 2001 gab es Grund zur Kritik, als sie bei einer aussichtslos scheinenden Wiederbelebung Anstalten machte, das Beatmungsgerät abzuschalten. Der zuständige Arzt musste sie damals für diese eindeutige Kompetenzüberschreitung zurechtweisen.

Irene Becker lebt allein in einer Zweizimmerwohnung in einer ruhigen Mehrfamilienhaussiedlung in Reinickendorf. Es ist eine rosagetünchte Wohnanlage, der Rasen im Innenhof ist sauber gemäht, über ihrer Wohnungstür hängt ein Erntekranz, auf dem Balkon stehen Geranien. Sie ist geschieden, keine Kinder, keine Eltern, keine Geschwister oder weitere Verwandte, und sie hat auch keinen Kontakt zu ihrem Ex-Mann. Ihr Lieblingsschriftsteller ist Hermann Hesse, aber noch mehr als dessen Werk schätzt sie Simone de Beauvoir und ihr Buch »Ein sanfter Tod«. De Beauvoir schildert darin das Sterben ihrer Mutter und legt sich selbst Rechenschaft ab über ihr Verhältnis zu Leben und Tod. Bei den Nachbarn ist Irene Becker beliebt, denn sie ist hilfsbereit und hat immer ein offenes Ohr für sie. Alle finden sie herzensgut, sie sei ein netter und fürsorglicher Mensch, lustig und für ihr Alter »ziemlich flott«. Einigen legt sie zu Weihnachten Geschenke vor die Tür. Als eine ältere Dame erkrankt, hilft sie sofort. Der Mann einer Nachbarin liegt nach einem Unfall im Koma, sie bietet Beistand an. Mit einer anderen Anwohnerin spricht sie oft über das schlimme Siechtum alter Menschen.

Im Kollegenkreis auf der kardiologischen Intensivstation 104i ist sie nicht ganz so geschätzt. Seit zehn Jahren arbeitet sie dort. Wenige halten so lange durch. Hier liegen die ganz schweren Fälle, hier müssen die Mitarbeiter teilweise wochenlang das allmähliche Sterben mit ansehen. Der tägliche Umgang mit Patienten zwischen Leben und Tod ist seelisch genauso belastend wie die Begegnungen mit verzweifelten Angehörigen.

Etwa 80 Prozent aller Menschen wollen zu Hause sterben, so hoch ist aber stattdessen der Anteil der Leute, die auf Stationen wie dieser ihr Leben beenden. Immer mehr Menschen verbringen ihre letzten Tage in Krankenhäusern und Pflegeheimen. Doch das Personal ist nur für das Heilen und Pflegen ausgebildet, nicht für die Sterbebegleitung.

Wie zu einem Hochsicherheitstrakt ist der Zutritt zu Station 104i nur durch eine Schleuse möglich. Dahinter herrscht konzentrierter Arbeitsalltag. Schwestern und Ärzte in blauen Kitteln sind im Dauerstress um Leben zu retten und zu erhalten, rund um die Uhr, jeden Tag. Ihre Patienten sind dem Tode so nah, sind so schwach und anfällig.

Schwester Irene gilt als gewissenhaft, wird aber auch als etwas wunderlich empfunden, weil sie ständig pfeift und singt. In einem Gespräch mit Pfleger Gunnar F. sagt sie, dass sie Sterbehilfe befürworte. Er empfindet ihre Einstellung keineswegs als radikal, eher als vernünftig. Irgendwann bemerken die Kollegen an Irene Becker Veränderungen, sie wirkt gedankenlos, ausgebrannt, ist ruppig im Umgang mit den Kranken und weniger belastbar. Gunnar F. sieht, wie sie einen Kranken sehr unsanft umdreht. Immer öfter ist sie regelrecht rabiat. Es gibt auf der Station nur selten Zusammenkünfte und Aussprachen. Obwohl Supervision dort zum Standard gehören müsste, gibt es sie an der Charité nicht. »Krisengespräche« hätte Irene Becker aus eigener Tasche bezahlen müssen. Aber das Geld braucht sie für ihre Reisen. Dann ist sie weder

Krankenschwester noch hilfsbereite Nachbarin, sondern eine Rucksacktouristin, sonnengebräunt mit Tuch um den Kopf, Jeans und Turnschuhen.

Als ein Patient gestorben ist, lacht Irene Becker schallend. Betreten stehen die Schwestern und Pfleger dabei, unter ihnen Gunnar F. Eine so unangemessene Reaktion hat noch niemand erlebt. Schließlich bemerkt auch Irene Becker die von ihr verursachte merkwürdige Stimmung im Sterbezimmer und entschuldigt sich. Sie wirkt menschlich kaputt.

2005 sucht sich Irene Becker einen Ausgleich und bewirbt sich beim Vorstandschef einer Gartenkolonie um ein Grundstück. Die Laubenpieper sind von ihr begeistert und nehmen sie sofort auf. Bei jeder Gelegenheit sucht Irene Becker ihren Garten auf, fühlt sich im Grünen und zwischen den Blumen wohl und genießt die Ruhe.

Irene Becker ist mit Helga K. befreundet. Mit ihr besucht sie regelmäßig Helgas nierenkrebskranke Schwester im Pflegeheim. An manchen Tagen kann sich die Patientin vor Schmerzen kaum bewegen. Sie sitzen zu dritt im Zimmer und weinen.

Es ist Ende November 2005, als Irene auf der Heimfahrt sagt: »Einen Hund, der so krank ist, kann man wenigstens zum Tierarzt bringen und einschläfern lassen. Menschen aber müssen bis zum Ende leiden. Warum müssen sie so unmenschlich sterben?«

Helga stimmt ihr zu: »Es wäre das Beste, wenn sie endlich von ihrem Leiden erlöst würde.« Doch da widerspricht Irene: »Das steht uns nicht zu, Helga.«

Auf Station 104i ärgert sich Irene Becker am nächsten Tag über einen Patienten, um den sie sich kurz vor Schichtende kümmern muss. Sie spritzt ihm eine hohe Dosis des Beruhigungsmittels Dormicum, obwohl es nicht nötig und vom Arzt nicht angeordnet ist. Eine Kollegin steht mit am Krankenbett. Der Patient hört auf zu atmen, die Kollegin ruft nach dem Arzt. Der kommt sofort, Irene Becker verlässt das Zimmer, als der Kranke wiederbelebt wird. Ihr Mordversuch zieht keinerlei Konsequenzen nach sich.

Es bleibt nicht der einzige Hinweis, der lange verschwiegen wird. Ein halbes Jahr später verabreicht Irene einem Patienten, noch während ihn die Kollegen wiederzubeleben versuchen, eine Überdosis Hormonmittel und erzählt das später sogar einer Kollegin. Die Spritze begünstigt den Tod des Patienten. Auch diese Zeugin schweigt viele Monate.

Die beispiellose Mordserie beginnt spätestens am 28. Juni 2005. Ihr Opfer ist der 66-jährige Hans-Joachim S. Noch während die Ärzte ihn reanimieren, injiziert Irene Becker ihm eine extreme Überdosis des blutdrucksenkenden Wirkstoffes Nitroprussid. Sieben Minuten später ist er tot.

Nitroprossidnatrium oder Dinatrium-Pentacyano Nitrosylferrat, von den Ärzten »Nipruss« oder NPN genannt, ist eine giftige Verbindung von Eisen, Blausäure und Stickoxid. In großer Verdünnung wird dieses Mittel auf der Intensivstation als Gefäßentkrampfer gegen extremen Bluthochdruck oder starke Herzschwäche angewendet. Sobald Nipruss im Blut ist, entsteht Stickstoffmonoxid und entspannt schlagartig die Gefäßwände. Gelangt Nipruss in zu hoher Konzentration in die Blutgefäße, reagiert der Körper mit einem tödlichen Blutdruckabfall. Das Blut hört einfach auf zu fließen, weil die Gefäße völlig schlaff werden, Ohnmacht und Tod treten in Sekunden ein.

Einen Monat später stirbt der 66-jährige Rentner Helmut W.

Am 20. April 2006 erliegt ein 79-Jähriger nach einer Überdosis von Schwester Irene den Folgen einer Magenblutung.

»Dieses Leiden ist einfach menschenunwürdig«, befindet Irene Becker und denkt an die Schwester der Freundin Helga. Mitte August 2006 verstirbt diese. Wenige Tage später tötet Irene Becker erneut.

Der Tag, an dem Gerhard A. starb

Der Pfleger André S. arbeitet seit zehn Jahren mit Irene Becker zusammen. Es ist der 16. August 2006, als André eine auffällige Beobachtung macht. An diesem Tag stirbt der 77-jährige Gerhard A.. André hat Spätschicht und hört durch Zufall eine Besprechung der Ärzte: Gerhard A. solle keine zusätzlichen Medikamente bekommen, falls sein Zustand sich weiter verschlechtere. Sein Blutdruck ist kaum noch messbar. Die Entscheidung ist mit dem Sohn des Patienten abgestimmt.

18.15 Uhr setzt Irene Becker die Spritze mit fünf Milligramm des Narkosemittels Dormicum, ohne Wirkung. Keine halbe Stunde später, 18.40 Uhr, hört André – mit dem Rücken zur Schwester stehend –, wie sie die Ampulle bricht und eine Spritze aufzieht. Er sieht, wie Irene Becker dem Sterbenden die hundertfache Menge des blutdrucksenkenden Mittels NPN spritzt.

»Kann ich dir helfen?«, fragt er.

Irene Becker antwortet: »Nein, er kann jetzt sterben.« André weiß, dass sie die Spritze gegen die Anordnung des Arztes verabreicht hat. Er ist verstört, aber er sichert mit Handschuhen die Ampulle aus dem Mülleimer, nachdem Irene Becker den Raum verlassen hat. Zwölf Minuten später wird der Tod von Gerhard A. festgestellt. Zwei Kollegen von André, einer ist der Pfleger Gunnar F., fällt am Abend bei der Übergabe von der Spät- zur Nachtschicht auf, dass André leichenblass ist und völlig verändert wirkt. Ihnen, und nur ihnen, erzählt André vom Geschehen. Niemandem sonst, weder einem Arzt und noch einer Stationsschwester. Gunnar F. findet Andrés Bericht absolut unglaublich. Das Geheimnis ist bei ihm sicher.

Fast jedem aus Irene Beckers Arbeitsumgebung fällt irgendetwas auf, es kursieren massive Gerüchte unter dem Klinikpersonal über die »Todesschwester«. Es gibt eindeutige Hinweise und Beschwerden an die Vorgesetzten. Niemand handelt. Irene Becker ermordet als nächstes am 19. September 2006 die 48-jährige Karin St., der Ehemann sitzt ahnungslos am Krankenbett. Eine Woche später ist es der 52-jährige Achim W., den sie mit einer Überdosis NPN umbringt.

Ein Arzt spricht den Pfleger Gunnar F. an: »Bei Irene ist schon wieder jemand gestorben.«

Erst jetzt teilt Gunnar F. mit, was André S. ihm anvertraut hat.

Bei einem Dienstgespräch äußert der Arzt gegenüber Cordula S., der pflegerischen Stationsleiterin, den Verdacht, dass Schwester Irene Becker für den Tod eines Patienten verantwortlich sei. Cordula S. reagiert darauf genauso wenig wie auf frühere Meldungen von Kollegen, die Irene Becker bei Misshandlungen von Patienten beobachtet hatten. Nun sind also Stationsarzt und Pflegeleitung über den Verdacht informiert, ohne dass etwas geschieht.

Zwei Wochen später drückt Schwester Irene die Überdosis in den Blutkreislauf des schwerkranken 62-jährigen Uwe M.

Danach vergeht noch eine Woche, ehe der Arzt den Klinikchef erreicht. Und erst der Klinikchef schaltet am 4. Oktober die Kriminalpolizei ein.

Am Abend des 5. Oktober 2006 wird Irene Becker auf ihrer Station festgenommen. Zwei Tötungen gesteht sie, die Leichen zweier weiterer Patienten werden obduziert. Die Akten zu fünfzehn verdächtigen Todesfällen muss die Charité der Staatsanwaltschaft übergeben.

Im Foyer des Charité-Hochhauses ist am nächsten Morgen der Zeitungskiosk für die Patienten die erste Anlaufstelle. Die Boulevardblätter mit den Titelzeilen

»Schwester Tod«, »Der Todesengel von der Charité« und »Drei Patienten ermordet?« sind schnell ausverkauft.

Irene Becker schweigt sieben Wochen lang. Dann, plötzlich, gesteht sie zwei weitere Taten. Mehr Geständnisse gibt es nicht.

Verhandlung

Irene Becker ist streng gläubig und versäumt keinen Gottesdienst im Gefängnis. Ihr Glaube an Gott erleichtert ihr die Haft.

Am 18. April 2007 steht sie vor Gericht. Sie sitzt still in einem Glaskasten im Gerichtssaal 500 des Berliner Landgerichts in Moabit. Sie hat ein orangefarbenes Halstuch um und trägt ein grau-kariertes Jackett und eine Brille mit Goldrand. Das kurze, graue Haar ist gescheitelt und streng nach hinten gekämmt. Vier Tötungen hat sie zugegeben.

In der Anklageschrift der Staatsanwaltschaft heißt es: »Heimtückisch und aus niederen Beweggründen hat sie gehandelt und sich aus Machtwillen gottgleich als Herrscherin über Leben und Tod aufgespielt und ihrer Entscheidung ihre eigene Vorstellung von lebenswertem und unlebenswertem Leben zugrunde gelegt.«

Der Verteidiger liest eine Erklärung Irene Beckers vor, in der ihr Geständnis in römischen Zahlen enthalten ist: »Die Fälle III bis VI, die die Angeklagte schon zuvor eingeräumt hatte, sind zutreffend in der Tatsache, nicht aber in den Motiven. Bei allen vier Handlungen bin ich davon ausgegangen, dass mein Handeln im Sinne der Patienten ist und letztlich zu ihrem Wohl geschah. Ich weiß, dass mich eine hohe Strafe erwartet, es tut mir unendlich leid für die Angehörigen, dass sie nun den Todesfall ihrer Angehörigen neu durchleben müssen. Das habe ich bei meiner Tat nicht bedacht. Ich möchte die Angehörigen um Vergebung bitten!«

Irene Becker steht in ihrem Glaskasten auf und fügt leise hinzu: »In unserer Welt ist es oft nicht einfach. Menschen werden älter und können auch noch älter werden. Ich bedaure im Nachhinein, dass ich mit meiner Hand in das Schicksal der Menschen eingegriffen habe. Ich weiß, dass das nicht richtig war, dass es eine Straftat ist, für die ich büßen muss. Ich bitte um Vergebung.«

Es warten bereits zwei Zeugen: André S. und Gunnar F., die ehemaligen Kollegen von Irene Becker, Pfleger auf der Intensivstation der Kardiologie in der Charité. André schildert seine Beobachtungen beim Tod von Gerhard A. und erklärt, warum er nicht Anzeige erstattet hat.

»Wir sind doch da, um Leben zu retten. Dass da jemand gegensteuert, das kann man sich kaum vorstellen«, sagt er. »Und ich war mir ja auch nicht sicher.« Erst als er später aus dem Urlaub zurückkehrte und seine Kollegen ihm erzählten, welche Vorwürfe inzwischen im Raum standen, habe er alles berichtet.

Irene Becker steht in ihrem Glaskasten auf, flehend fragt sie: »Warum hast du mich nicht selbst auf diesen Verdacht angesprochen?« Es klingt, als glaube sie, hätte ihr Kollege nur mit ihr geredet, hätte sie sich noch besinnen können. Hätte er sie doch nur angesprochen, vielleicht hätte sie die drei Menschen, denen sie bis zum 2. Oktober 2006 ebenfalls tödliche Medikamente injizierte, nicht umgebracht. Der junge Pfleger André dreht sich mit seinem Stuhl zu ihr und antwortet: »Weil es mir unmöglich vorkam, man hat in solchen Momenten doch absolutes Vertrauen!«

Der nächste Zeuge Gunnar F. schildert, wie André sich ihm anvertraute und er Andrés Beobachtung nicht weitergab.

»Haben Sie denn kein schlechtes Gewissen«, fragt der Richter, »weil Sie so lange damit gewartet hat, den Verdacht öffentlich zu machen?«

Gunnar F. antwortet: »Ich hatte Angst, dass ich jemanden unschuldig anklage. Auf der Station herrscht seit der Verhaftung von Irene Becker ein Ausnahmezustand, sehr viele fragen sich, warum sie nicht eher etwas bemerkt haben. Aber so wie ich haben auch andere gedacht: Das Krankenhaus, das ist doch kein Ort, an dem jemand umgebracht wird.«

Der Gutachter wird aufgerufen. Der forensische Psychiater hat seinen Bericht über Irene Becker nach mehreren Begegnungen mit ihr verfasst: »Macht und Hierarchie spielten für Irene Becker eine wichtige Rolle. Ihr Handeln war von Klarheit und Professionalität getragen und von festen ideologischen Wertvorstellungen geprägt. Nach ihren Angaben sah sie sich als Mitwirkende des göttlichen Willens und fühlte sich dazu berechtigt, Patienten zu töten, um deren Würde wiederherzustellen. Es ist davon auszugehen, dass die Angeklagte die Taten nicht bereut und dazu steht.«

Irene Becker schreibt mit.

»Sie leidet zwar an einer narzisstischen Persönlichkeitsstörung, ist aber dennoch voll schuldfähig. Ich kann für Irene Becker derzeit auch keine günstige Prognose abgeben. Es haben sich bislang keine Anzeichen dafür ergeben, dass Frau Becker ihre Taten emotional tiefergehend bereut und sich von ihnen distanziert. Sie ist eine durchaus selbstbewusste Frau mit einer starken Tendenz, ihre Bedürfnisse durchzusetzen. Sie hat einen klaren Blick auf ihr Handeln gehabt, sie hat von der Strafbarkeit gewusst, es für sich selbst aber so nicht gewertet. Sie lehnt es bis heute ab, von Tötungen zu sprechen. Sie hat mir gesagt, das klinge ja wie ein hinterlistiger Mord mit einer Schusswaffe. Ihr jedoch sei es um die Würde der Patienten gegangen, die sie wiederhergestellt habe. Bei einem anderen Fall sagte sie, sie habe die Patientin nicht umgebracht, sondern herübergeleitet.

Sie hat mir über einen mongoloiden jungen Mann aus ihrer Bekanntschaft berichtet und davon geschwärmt, wie der in einer Behindertenwerkstatt eine vernünftige und auch befriedigende Beschäftigung gefunden habe. Das ist für Frau Becker Lebensqualität und das andere eben nicht.«

Der Richter fragt: »Glaubte die Angeklagte, im göttlichen Auftrag zu handeln?«

»Ich habe sie gefragt, ob sie sich als Agentin Gottes sieht. Dieses Sprachbild hat ihr nicht gefallen. Sie hat sich als Mitwirkende des göttlichen Willens bezeichnet. Allerdings hat es bei ihr auch Zweifel gegeben und sie hat über das Unzeitgemäße und die Notwendigkeit der Humanisierung der zehn Gebote referiert. ›Du sollst nicht töten müsste‹ nach ihrer Meinung in ›Du darfst keinen Schaden zufügen‹ geändert werden. Relativiert hat sie für sich auch die Gebote ›Du darfst nicht ehebrechen‹ und ›Du sollst deinen Vater und deine Mutter ehren‹. Das weist auf die familiären Probleme der Angeklagten hin. Sie hat den Tod der Mutter, bei der sie in einem offenbar sehr gefühlskalten Umfeld aufwuchs, nie richtig verarbeitet. Geblieben ist auch eine tiefe Kränkung nach ihrer Trennung vom Ehemann, der sich 1998 nach mehr als 25 Ehejahren einer jüngeren Frau zuwandte.

Ein weiteres Trauma, das wie die Scheidung zu einer zeitweisen Depression mit klinischen Symptomen geführt hat, ist 1991 die Aufhebung des Arbeitsverhältnisses im Jüdischen Krankenhaus gewesen. Irene Becker arbeitete dort als Stationsschwester. Sie hat bis heute nicht verstehen können, dass es plötzlich eine breite Abneigung gegen sie gegeben hat. Ich sehe dabei Parallelen zur Situation auf der Station 104i der Kardiologieklinik der Charité. Auch dort hat sich der größte Teil des Pflegepersonals von Irene Becker wegen ihres dominanten und herrischen Wesens zunehmend zurückgezogen. Kollegen haben ausgesagt, dass sie junge Pfleger und unerfahrene Ärzte oft schnippisch abgefertigt und Fragen manchmal gar nicht beantwortet hat. Ganz anders war das Verhältnis zu leitenden Ärzten und erst recht zum Klinikchef. Da hat sie aufgeschaut und die Hierarchie gebilligt.«

Die Staatsanwaltschaft fordert eine Verurteilung wegen sechsfachen Mordes und Mordversuchs in einem Fall. Die Verteidigung beantragt eine Bestrafung wegen Totschlags in vier Fällen.

In ihrem Schlusswort ruft Irene Becker beschwörerisch: »Ich habe im Willen und zum Wohle der Patienten gehandelt«, und fügt hinzu: »Meine Taten waren ein absurder Irrtum!«

Das Gericht sieht es als erwiesen an, dass die inzwischen 55-Jährige fünf Patienten des Universitätsklinikums Charité mit einer Überdosis Medikamente ermordet hat, bei zwei weiteren hat sie es ohne Erfolg versucht. Ohne Regung hört Irene Becker die Verkündung des Urteils. Sie wird vom Berliner Landgericht zur Höchststrafe verurteilt: lebenslange Haft. Irene Becker steht da mit unbewegtem Gesicht.

Cordula S., die pflegerische Leiterin der Station, wird am 26. April vom Dienst suspendiert.

Hokuspokus Plantagrar
Das Märchen vom Bio-Viagra

Als erstes berichtet am Sonntag, dem 8. März 2009 der »Berliner Kurier« über eine medizinische Sensation: Forscher der Berliner Charité haben ein Bio-Potenzmittel entwickelt, das besser wirkt als Viagra. Der Charité-Arzt Olaf Schröder kündigt an, die Berliner Firma Caplab werde das Potenzmittel ab dem Frühjahr 2010 vermarkten.

Die Meldungen der Nachrichtenagenturen werden in Deutschland flächendeckend übernommen. Associated Press meldet: »Pflanzenmix macht Viagra als Potenzmittel Konkurrenz« und die Deutsche Presseagentur titelt mit »Bio fürs Bett – Wissenschaftler entwickeln Potenzpille aus Pflanzen«. In der Meldung ist zu lesen: »Die Charité testet zurzeit erfolgreich eine Potenzpille aus pflanzlichen Bestandteilen.« Fünfzig Männer haben dank des Mittels »mehr Lust auf Sex, mehr Spaß im Bett und fühlten sich auch sonst wohler in ihrer Haut«. Die Erregung überträgt sich auf die gesamte Presse.

BILD ist begeistert: »Besser fürs Herz! Erektion dank Mutter Natur« und feiert die »Sensations-Potenzpille aus der Natur«. Die deutschen Zeitungen und Online-Medien sind voll mit Berichten über den Bio-Triebverstärker. Die »Süddeutsche Zeitung«, »Zeit online«, der »Tagesspiegel«, die »Berliner Zeitung«, die »Westdeutsche Allgemeine« und eine ganze Reihe weiterer

Regionalzeitungen verbreiten die Meldungen über das vermeintliche Wundermittel. Sogar die »Times of India« berichtet über das »Gemüse-Viagra«: »German researchers test veggie Viagra.« An die Spitze der Bewegung setzt sich die »Welt«. Auf der Titelseite des Blattes prangt am 15. März eine riesige Pille in der bekannten Viagra-Rautenform, nur grün statt blau, mit dem Namen des Bio-Präparats »Plantagrar«.

Gewährsmann all dieser Meldungen ist der 28-jährige Olaf Schröder, Leiter der »klinischen Versuche«, Mitarbeiter am Institut für Transfusionsmedizin. Seine Doktorarbeit zu den »Bio-Erektionen« wird vom Leiter des Instituts, Professor Holger Kiesewetter, betreut. Die Pressestelle der Charité teilt interessierten Journalisten Schröders E-Mail-Adresse und Handynummer mit, und dieser gibt bereitwillig Auskunft: »Die Libido der Männer mit Pflanzen-Potenzmittel war im Vergleich sogar höher als in der Kontrollgruppe, die Viagra nahm.« Einzige Nebenwirkung sei ein wenig Durchfall, aber damit würde sich eine mögliche Überdosierung »nach Ansicht der Forscher auf der Toilette von selbst erledigen«. Würde man drei Kapseln täglich einnehmen, sei schon nach vierzehn Tagen ein Lustgewinn zu verzeichnen, und es würden »ganze Gefäße wieder intakt«. 25 Männer hätten die Mischung aus Erd-Burzeldorn, der Aminosäure L-Arginin und der Andenpflanze Maca bekommen, letztere steigert »die Bindungsfähigkeit des Testosterons«.

In der Wirkung auf die Potenz des Mannes sei Plantagrar Viagra gleichwertig, bei der Libido-Steigerung sogar »signifikant überlegen«. Er habe mit seiner Arbeit zeigen können, dass die tägliche Einnahme den Konsum sogenannter PDE5-Hemmer, zu denen auch Viagra gehört, »überflüssig machen kann«. Doch der eigentliche Clou sei, dass es sich nicht einmal um ein Medikament, sondern um ein diätetisches Lebensmittel handele.

Die Verkaufschancen sind gigantisch, der Konzern Pfizer verdient mit Viagra ungefähr anderthalb Milliarden Euro pro Jahr.

Zweifel

Schnell kommen allerdings Zweifel an Schröders Seriösität auf. Experten wissen, dass es sich für den Fall, dass die Wirkung von Plantagrar tatsächlich genauso stark oder stärker als die von Viagra ist, um ein sogenanntes Phytotherapeutikum handelt, und das muss als Medikament zugelassen werden. Ein Nahrungsergänzungsmittel darf laut Lebensmittelgesetz keine Stoffe mit pharmakologischer Wirkung enthalten. Dass die Wunderpflanze Maca »die Bindungsfähigkeit des Testosterons« steigern soll, erscheint Christian Steffen vom Bundesinstitut für Arzneimittel und Medizinprodukte lächerlich: »Entweder Testosteron bindet an Rezeptoren, oder es bindet nicht!«

Über Maca weiß man nur, dass es ein Pflanze aus den Anden ist, deren Verwendung Risiken birgt, die man nicht einschätzen kann. Mit dem anderen Bestandteil des Wundermittels namens Erd-Burzeldorn, lateinisch Tribulus terrestris, ist es nicht anders. Dass Burzeldorn im Sport nicht als Dopingmittel verboten ist, weist lediglich darauf hin, dass es keine seriösen wissenschaftlichen Daten dazu gibt, dass durch die Pflanze das Testosteron zunimmt.

Die entsprechenden Originalstudien, auf die Schröder verweist, sind dubios und nicht in wissenschaftlichen Zeitschriften erschienen.

Um einen wissenschaftlich seriösen Vergleich zwischen Plantagrar und Viagra zu ziehen, hätte Schröder seinen Probanden auch Viagra verabreichen und dafür die Genehmigung des Bundesinstituts für Arzneimittel und Medizinprodukte einholen müssen.

Die Charité distanziert sich schnell von Olaf Schröder, schon am 10. März 2009 teilt sie mit, bei der Potenzmittel-Studie handele es sich »um die Aktivität eines Mitarbeiters der Charité in eigener Verantwortung«. Die Übereinstimmung mit den Richtlinien der Charité zur wissenschaftlichen Praxis werde derzeit überprüft. »Die Nennung eines Produktnamens in Zusammenhang mit den Untersuchungen entspricht nicht den wissenschaftlichen Standards der Charité. Die Charité behält sich vor, hierauf geeignet zu reagieren und schließt auch rechtliche Schritte nicht aus.« Schröder sei nicht berechtigt, Erklärungen für die Charité abzugeben. Schröder selbst widerspricht, das Institut für Transfusionsmedizin und dessen Direktor und sein Doktorvater Holger Kiesewetter sowie die Pressestelle der Charité seien über diese Nebentätigkeiten informiert worden: »Die Veröffentlichung der Ergebnisse geschah ausdrücklich mit Zustimmung der Charité!«

Zusammengefasst: Das »Bio-Viagra« ist völlig wirkungslos, obwohl, nein … völlig wirkunglos ist das Potenzmittel doch nicht, ist jetzt von Schröder zu erfahren, bei den 25 Probanden kam es laut Schröder in sieben Fällen sogar zu intensivem Durchfall, nicht kalkulierbar und explosionsartig.

Plötzlich ist der junge Mediziner nicht mehr zu erreichen, beantwortet keine E-Mails, sein Handy ist abgemeldet.

Es stellt sich heraus, dass die deutschen Medien mit Olaf Schröder keinem Arzt, sondern einem Medizinstudenten aufgesessen sind, der nebenbei als Pharma-Lobbyist arbeitet. Zwar plante er wohl tatsächlich eine Doktorarbeit über das Bio-Potenzmittel, aber der Versuch mit Plantagrar ist wissenschaftlich ohne Wert, denn was Männer über ihre Potenz erzählen, gehört zunächst einmal in das Gebiet der Märchen und Sagen. Ein solider Test wurde weder begonnen noch ausgewertet und erst recht nicht in einem Fachblatt publiziert oder von anderen Experten begutachtet.

Also ein reiner PR-Gag? Nur wenige lachen, denn dieser Skandal, der gerade erst beginnt, beleuchtet die unheilvollen Allianz der Charité mit pharmazeutischen Geschäftemachern, und ins Visier gerät der Leiter des Instituts für Transfusionsmedizin: Professor Holger Kiesewetter.

Geschäftsführer der Caplab GmbH, die das Bio-Erektionsmittel vermarkten soll, ist Reinhard Latza, der von 2002 bis 2006 an der Charité beschäftigt war. Der Mediziner, der inzwischen im saarländischen St. Ingbert ein Labor betreibt, hat im April 2006 an Kiesewetters Institut habilitiert. Bei einer ganzen Reihe von Forschungen arbeiteten die beiden als Autoren zusammen, Latza ist auf der Website von Kiesewetters Institut als »externer Dozent« aufgeführt.

Den Verdacht, von der Forschung an der Charité persönlich profitiert zu haben, weisen beide Mediziner zurück. In schriftlichen Stellungnahmen bestreiten sie auch, dass die Caplab GmbH »Plantagrar« überhaupt vermarkten sollte. Erst jetzt beginnt die Innenrevision der Charité mit einer Prüfung, ob »wirtschaftliche Interessenkonflikte offengelegt wurden und einen Einfluss auf die Studie genommen haben«.

Der Charité-Vorstand stellt Strafanzeige gegen Holger Kiesewetter.

Knoblauchgestank und Vaseline

Dabei hätte sich die Charité nur an frühere dubiose Studien aus Kiesewetters Institut für Transfusionsmedizin und seine seltsame Werbung erinnern müssen. Schon im Mai 1999 hatte der Professor den »Höhepunkt in der bisherigen wissenschaftlichen Knoblauchforschung« präsentiert. Damit meinte er seine Studie im Fachblatt »Atherosclerosis«, nach der »Kwai«-Knoblauchpillen gegen Gefäßverkalkung helfen. Zu den Autoren des umstrittenen Fachbeitrags zählte neben Kiesewetter auch Reinhard Latza. Praktischerweise wurde die Studie von der Firma Lichtwer finanziert, deren »Kwai«-Knoblauchpillen Kiesewetter untersucht hatte. Die Freie Universität Berlin prüfte den Fall und stellte »methodische Probleme« fest. Die erheblichen Mängel, die vielen Wissenschaftlern an der Untersuchung auffielen, konnte die Charité nicht sehen und hielt die »Unterstellung vorsätzlicher Datenmanipulation« für »abwegig«. Dass die Untersuchung schwere Mängel und Fehler in der statistischen Analyse aufwies, nach deren Korrektur der positive Effekt nicht mehr nachweisbar ist, musste allerdings auch die Charité zugeben.

Kein Jahr nach dem stinkenden Knoblauch, im Frühjahr 2000 – pünktlich zum Beginn der Heuschnupfensaison –, empfahl Kiesewetter als »Arbeitskreis Immunologie« Allergikern eine Nasensalbe, die durch einen Schutzfilm Pollen abwehren würde. Eine Werbeagentur zitierte den »Arbeitskreis« mit wagemutigen Aussagen über die Wunderwirkung der Salbe. Der Text ging zahlreichen Redaktionen zu, die, beeindruckt vom Namen der Charité, die Meldung veröffentlichten, sozusagen als Appetizer vor dem Hauptgericht »Plantagrar«. Hunderttausende Pollenopfer stürmten daraufhin die Apotheken und kauften sich für knapp 20 Mark ein Fünf-Gramm-Döschen, andere riefen in der Firmenzentrale in Panik an, weil sie fürchteten, das Mittel nicht mehr zu bekommen.

Was sie sich in die Nase schmierten, war einfache

Vaseline, die als »Pollenschutzcreme Simaroline« verkauft natürlich höheren Profit abwarf. Die Deutsche Gesellschaft für Allergologie und klinische Immunologie warnte vor Kiesewetters Salbe, da es keinen Wirksamkeitsnachweis gab, die angebliche Funktionsweise abenteuerlich war und Spätschäden drohten.

Kiesewetters »Arbeitskreis« empfahl auch Schwarzkümmelöl gegen Pollenallergie, das von der saarländischen Firma Phyt-Immun seines Freundes Reinhard Latza vertrieben wird. Kiesewetters Empfehlung war nicht begründet und wissenschaftlich nicht belegt, dafür nützte sie dem Hersteller und dem Verkäufer. Noch bis März 2006 blieb der »Arbeitskreis« bei seiner Empfehlung der »rein physikalisch wirkenden Nasensalbe« sowie des antiallergischen Schwarzkümmelöls. Phyt-Immun verkauft das Öl bis heute.

Vorgeschichte

Finanziell und wissenschaftlich geriet Kiesewetter schon 1988 ins Zwielicht, als sein Name in einer Medizinaffäre auftauchte. Das Bad Homburger Medizintechnik-Unternehmen Fresenius hatte nach einem Bericht des »Stern« hohe Mediziner und Krankenhäuser in ganz Deutschland großzügig mit Zahlungen bedacht. Kiesewetter war damals leitender Oberarzt am Institut für Transfusionsmedizin der Uniklinik in Homburg an der Saar und gehörte zu den »Großverdienern« unter Fresenius. Den Kiesewetters flossen – dank zweier Firmen von Ehefrau Kiesewetter –

Berater-, Vortragshonorare und Reisespesen von über 370000 Mark in die Haushaltskasse.

»Das war eine lohnende Ausgabe für uns«, sagte Fresenius-Vorstand Gerd Krick. »Der Mann hat viel für uns getan.« Kiesewetter bestreitet bis heute, das Geld erhalten zu haben.

An der Charité stellte er Diagnosen für andere Krankenhäuser und Kliniken in eigenem Namen und auf eigene Rechnung, aber nutzte dafür Einrichtungen und Personal der Charité. Die Klinik duldete stillschweigend, dass sie nur einen Bruchteil der Einnahmen bekam, und widerrief erst 1998 die Genehmigung für Kiesewetters lukrative Nebentätigkeit.

Nun klagte der Professor, denn nach seiner Logik gehörten Leistungen für andere Einrichtungen nicht zu seinen hauptamtlichen Aufgaben. Während des gesamten Verfahrens hielt er unbeeindruckt an seiner Abrechnungspraxis fest. Erst 2004 entschied das Gericht, dass die von Kiesewetter für sich in Rechnung gestellten Leistungen sehr wohl zu den Pflichten des Hochschullehrers gehörten. Kiesewetter musste rund 960000 Euro an die Charité zahlen, die er hauptsächlich in gerade einmal zwei Jahren, von 2002 bis 2003, eingenommen hatte. Offen ist, was mit den anderen Millionen geschieht, die Kiesewetter erhalten hat.

Seine Kritiker schüchtert der Mediziner durch aggressiven Einsatz seines Anwalts und entsprechende Drohungen ein.

Ermittlungen

Die Polizei kommt am 12. August 2009 um zehn Uhr morgens ins Institut für Transfusionsmedizin im Bettenhochhaus die Beamten der Luisenstraße 65. Vier Stunden durchsuchen sie die Institutsräume, verlassen das Klinikum mit Akten und Computern. Außer dem Arbeitsplatz des Mediziners an der Charité werden seine Wohnung, die Räume des saarländischen Pharmaunternehmens Phyt-Immun und die einer Steuerberatungsgesellschaft in Köln durchsucht.

Die Berliner Staatsanwaltschaft ermittelt gegen Kiesewetter wegen Verstoßes gegen das Arzneimittelgesetz sowie wegen Bestechung, Bestechlichkeit und Untreue. Es wäre für alle Beteiligten doch recht überraschend, wenn Kiesewetter für die Studie, die er mit Personal und Ausstattung der Charité durchgeführt hat, keine persönlichen Zuwendungen erhalten hätte. Oder, wie die Staatsanwaltschaft es ausdrückt, Kiesewetter soll von dem Pharmaunternehmen »finanzielle Zuwendungen erhalten haben, ohne die Drittmittel an die Charité weiterzuleiten«. Kiesewetter bestreitet alle Vorwürfe.

Der Verdacht erhärtet sich, dass diese und auch andere Studien illegal durchgeführt wurden, dass sie weder angemeldet waren noch Sicherheitsbedingungen beachtet, Patienten aufgeklärt oder Versicherungen abgeschlossen wurden. Auch soll die Genehmigung der Ethikkommission der Charité fehlen.

Den Teilnehmern der »Plantagrar«-Studie wurden

pro Tag 6 Gramm der Aminosäure L-Arginin verabreicht. 2005 war eine L-Arginin-Studie in den USA abgebrochen worden, nachdem fünf Patienten während der Behandlung und ein sechster drei Wochen später gestorben waren. Womöglich wurde das Leben der Probanden aufs Spiel gesetzt.

*

Kiesewetter wird im September 2009 von der Charité beurlaubt. Sollte er zu mehr als einem Jahr Freiheitsstrafe verurteilt werden, droht ihm der Entzug seines Beamtenstatus.

Bei der Charité gehen bis heute Anrufe von Männern ein, die fragen, wann denn nun endlich dieses neue Bio-Potenzmittel auf den Markt komme.

Quellenverzeichnis
(Auswahl)

Konrad Beck: 13. September 1892, Gründung der
  Arbeiter-Sanitäts-Commission
Thomas Beddies: Die Nervenklinik der Charité
  unter Karl Bonhoeffer und Maximilian de Crinis
Michael Bienert: Die Pest kommt!, in Der Tagesspie-
  gel vom 3.1.2010
Hans-Stephan Brather: Berliner Ärzte und Anato-
  mien im ersten Viertel des 18. Jahrhunderts, aus:
  Brandenburgische Landesgeschichte und Archiv-
  wissenschaft, Festschrift für Lieselott Enders zum
  70. Geburtstag, Weimar, 1997
Christoph Gradmann: Krankheit im Labor, Robert
  Koch und die medizinische Bakteriologie, Göttin-
  gen, 2005
Hans-Joachim Neumann und Henrik Eberle: War
  Hitler krank? Ein abschließender Befund, Bergisch
  Gladbach, 2009
Philipp Osten: Der Streik der Patienten, Szenen aus
  der Charité im Jahr 1893, in Berliner Zeitung vom
  2.12.2005
Anna Reimann: Prozess in Berlin, Der Todesengel
  im Glaskasten, in Der Spiegel vom 18.4.2007 und
  Stern vom 29.6.2007
Carl Ludwig Schleich: Besonnte Vergangenheit.
  Lebenserinnerungen, Berlin 1921
Sabine Schleiermacher / Udo Schagen (Hg.): Die
  Charité im Dritten Reich. Zur Dienstbarkeit medi-

zinischer Wissenschaft im Nationalsozialismus, Paderborn, 2008

Nils Sönnichsen: Mein Leben für die Charité gegen Aids zwischen Ost und West, Berlin, 2000

Florian Tennstedt: Alfred Blaschko – das wissenschafltiche und sozialpolitische Wirken eines menschenfreundlichen Sozialhygienikers im Deutschen Reich

Wolf Zuelzer: Der Fall Nicolai, Frankfurt/Main, 1981

Medizin-Skandal, Charité-Professor Kiesewetter beurlaubt, in Der Tagesspiegel vom 25.8.2009

Die merkwürdigen Mittelchen des Charité-Professors Kiesewetter, in Der Spiegel vom 26.3.2009

Danksagung

Die hier versammelten Geschichten beruhen auf Veröffentlichungen und Recherchen von Kollegen. Wenigstens einigen möchte ich an dieser Stelle danken, so Michael Bienert, Jakob Hein, Michael Brake, Daniela Böhle, Michael Kröchert und Saskia Maier für die verschiedensten Recherchen, Ina Battke-Hennig, Iris Niedermeyer.

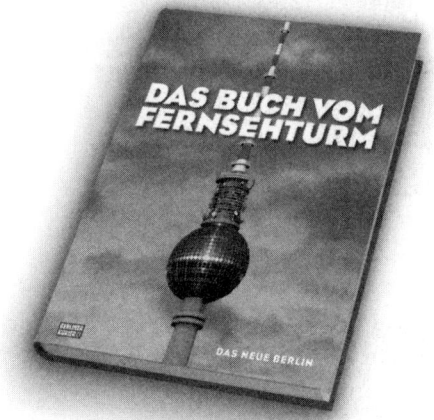

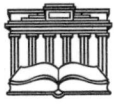
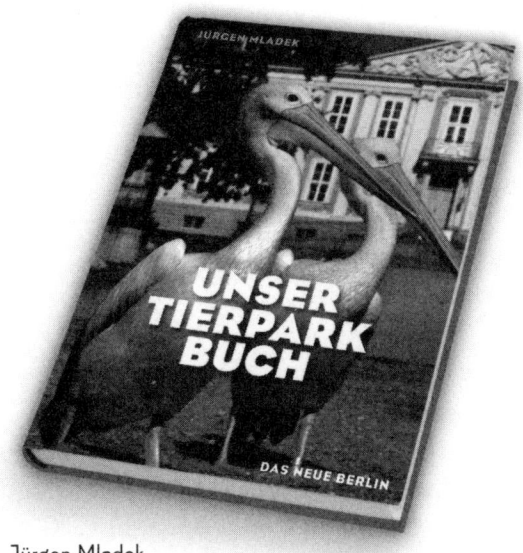

ISBN 978-3-359-02262-6

© 2010 Eulenspiegel Verlag Berlin
Umschlaggestaltung: Verlag, unter Verwendung
eines Motivs von dpa/picture-alliance
Druck und Bindung: CPI Moravia Books GmbH

Ein Verlagsverzeichnis schicken wir Ihnen gern:
Eulenspiegel · Das Neue Berlin Verlagsgesellschaft mbH & Co. KG
Neue Grünstr. 18, 10179 Berlin
Tel. 01805/30 99 99
(0,14 Euro/Min., Mobil max. 0,42 Euro/Min.)

Die Bücher des Eulenspiegel Verlags erscheinen
in der Eulenspiegel Verlagsgruppe.

www.eulenspiegel-verlag.de